上海市中医药事业发展三年行动计划项目
中小学生中医药科普读物

身边的《黄帝内经》

主　编　周国琪

副主编　邹纯朴

编　委（按姓氏笔画排序）

李海峰　邹纯朴　陈　正

周国琪　赵心华　薛　辉

绘　图　谢佳馨　曹潇月

复旦大学
出版社

《中小学生中医药科普读物》系列读本

编撰委员会名单

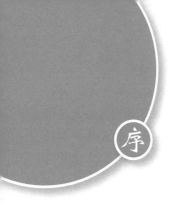

序

文化是民族的血液和灵魂，是国家发展、民族振兴的重要支撑。中医药文化作为中国传统文化最具生命力和时代感的璀璨瑰宝，在中华民族五千年生生不息的传承、创新中扮演着积极、关键的角色，深受广大人民群众的喜爱。习近平同志指出"中华优秀传统文化是中华民族的突出优势，是我们最深厚的文化软实力，大家要做中华文化的笃信者、传播者、躬行者"。因此，弘扬和传承中医药文化对于新时代延续中华民族的优秀传统文化具有现实意义。

"十年树木，百年树人"，文化的传承要从青少年抓起。中医药文化的传承给孩子们的内心种下了一颗种子，希望这颗饱含中华民族优秀文化精髓的种子在其人生观、价值观、道德观的形成过程中"生根发芽"，并在日常生活的各个环节中潜移默化地传递中医药文化的精华和智慧。

中医药的发展需要一代代人共同的努力，中医药文化的传承离不开基础教育的支撑。在上海市卫生和计划生育委员会及上海市教育委员会的指导下，在上海市中医药事业发展三年行动计划项目的支持下，上海中医药大学组织专家编写了一套《中小学生中医药科普读物》系列读本，力图将中医药知识的普及与基础教育拓展性课程有机衔接，以服务于基础教育改革，弘扬中医药文化。

本系列读本邀请了众多知名中医药专家参与编写，每一位编者既肩负着传承中医药文化的责任，又怀揣着对中小学生的关爱，涓涓热情流于其中。可以说这套读本是责任、爱心、智慧的结晶，蕴含了中医药专家对中医药文化传承、传播的一种寄托，一种历史责任。

中医药文化的传承与发展任重而道远，衷心希望本系列读本不仅可以使中小学生获得科学知识，学到中医思维方法，受到科学精神的熏陶，而且希望他们能掌握一定的中医药知识与技能，珍惜生命，热爱生活。同时希望广大读者，尤其是基础教育工作者和广大中小学生都对这套系列读本提出宝贵意见，一起来参与这项有意义的事业，共同传承和弘扬中华民族优秀传统文化。

上海中医药大学副校长
上海市中医药研究院副院长　　胡鸿毅

2014 年 6 月

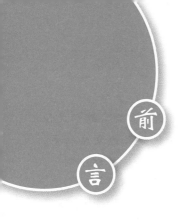

前言

时代的步伐已跨入21世纪，随着社会的快速发展，人们对身体保健的意识逐渐增强。"养生"、"治未病"、"正气存内，邪不可干"等中医理论正日益受到重视。这些理论皆源于中医理论的奠基之作——《黄帝内经》。然而，众所周知，这部距今2000余年的经典是一本"难念的经"，其文字古奥、义理隐晦，给学习者带来不少困难。

我们认为，要让《黄帝内经》中的理论精华被现代人所接受，特别是祖国的未来——中小学生们所能理解，需要我们设法从他们的视角去展示、阐述《黄帝内经》中的著名观点，用通俗易懂、贴近中小学生的语言让他们在轻松、趣味的阅读中领会祖国医学的独特魅力。通过本书，我们希望中小学生们能够做到：逐步树立养生的理念，摒弃不良的生活方式；懂得如何保持健康的体质；理解调整心理、情志对身体的重要性。这对他们今后拥有健康人生将是获益无穷的，也是我们编写本书的目的所在。

本书具有以下几方面特色。

1. **写作形式新颖**　以社会新闻、案例、故事的形式作为切入点，设计的人物对话、场景等犹如身边发生的事，从而自然地引出《黄帝内经》中的观点，并进行适度阐述。为了符合科普书籍的特点，力避生涩术语，本书中的书名、章节标题等均尽量避免使用生涩的中医学术语，力求浅显易懂。例如，"天人相应"、"阴阳"、"藏（脏）象"等《黄帝内经》中的重要理论在本书中是以"顺应四时养生"、"咬文嚼字说'阴阳'"等标题出现。

2. **编写图文并茂**　要使中小学生能够更好地理解《黄帝内经》理论，引发他们的阅读兴趣，仅文字通俗、趣味性强恐还不够，而用漫画的形式表现一定会深受学生喜爱。为此我们特邀请中国美术学院上海设计学院的大学生为本书绘制了40余幅漫画来配合文字叙述。图文并茂，相得益彰，可以更好地彰显《黄帝内经》的要旨。

3. **精心选取内容**　《黄帝内经》中包含的学术内容丰富多彩，不仅是中医学的典籍，还有天文学、哲学、气象医学、医学心理学、时间医学等学科的雏形，因此吸引古今医家、学者对其进行学习和研究。但本书的读者是中小学生，故在内容的选择上不求全面，而是精选与养生、发病、病因、情志、饮食、起居及生活方式等有关的内容进行解读。

4. **鉴赏原文精华**　为使学生能够原汁原味地了解一些《黄帝内经》理论精华，在本书每个章节末设"原文赏析"版块，选取一二段相关的《黄帝内经》原文，辅以注释、析义，这样既解决了中小学生阅读上的困难，又助其品味了《黄帝内经》的原旨。

上海中医药大学　周国琪

2014 年 6 月

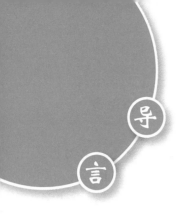

《黄帝内经》是一部怎样的书

　　《黄帝内经》是我国现存医学文献中最早的一部经典著作。它总结了西汉以前的医疗经验，汲取和融会了古代哲学及自然科学的成就，从宏观角度论述了天、地、人之间的相互联系，讨论和分析了医学科学最基本的课题——生命规律，并创建了相应的理论体系和防治疾病的原则和技术，奠定了中医学的发展基础。2000余年来，历代医家正是在《黄帝内经》所提供的理论原理、应用技术及其所采用的方法论基础上，通过不断探索、实践和创新，使中医学得到持续发展，为中华民族的生存、繁衍以及人民的身体健康作出了不可泯灭的贡献。这也是《黄帝内经》之所以被历代奉为"医家之宗"的重要缘由。及至今日，《黄帝内经》对中医学术的研究发展及临床实践仍然具有重要的指导价值。因此，越来越受到中外学术界的重视。

"黄帝"是不是《黄帝内经》的作者

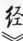

据考证，《黄帝内经》冠以"黄帝"仅是托名而已，非为"黄帝"所著。其他如道家有《黄帝说》，历谱家有《黄帝五家历》，五行家有《黄帝阴阳》，天文家有《黄帝杂子气》等，不胜枚举。因为黄帝氏族是华族的始祖，其文化对华族的发展有着重要影响，所以历代人们都以自己是黄帝的子孙为荣，而且为了追本溯源，也常把一切文物制度都推源到黄帝，托名为黄帝的创造。在这种情况下，当时的学者为了体现学有根本，将著作冠以"黄帝"以取重，并成为一种时尚。因此，《黄帝内经》不是一个时代的作品，也非出于一人之手，而是在一个相当长的时期内，包括了春秋战国、秦汉在内的许多医家的论文汇编。

为什么叫《黄帝内经》

《黄帝内经》的"经"，是经典的意思。唐代陆德明《经典释文》解释"经"的含义为"常也，法也，径也"。"经"，就是常道、规范、门径的意思。《黄帝内经》所阐述的医学原理和法则，成为后世医学的常规、典范，也是认识人体生理、病理的必由门径，凡业医者必须学习和遵循。

《黄帝内经》的"内"是与"外"相对而言的。据古代文献所记载，医经有《黄帝内经》和《黄帝外经》。遗憾的是，《黄帝外经》已亡佚，无从查考。现存《黄帝内经》分为《素问》、《灵枢》两部分，每部各81篇，合计162篇。这两部分内容各有侧重，又紧密相关，浑然一体。

《黄帝内经》多数篇章的编写体例是以黄帝与6个臣子的问答形式，通过讨论引发对天体、自然、气候、地理和人体生理、病理、疾病、诊法、治法、针刺及养生等内容的思考。这种形式使得原本深奥、枯燥的医学理论变得生动、趣味、有情感，将医生对患者的人文关怀、体恤表达得淋漓尽致。

 ## 为什么中小学生要学习《黄帝内经》

历史的滚滚车轮已驶入 21 世纪，现代医学技术突飞猛进，高科技的诸多新成果不断地被引入医学之中，为人们解除各种病痛作出了卓越的贡献。那么，为什么还要学习距离我们有 2000 年之久的古老的《黄帝内经》呢？

因为《黄帝内经》中对人体的各种生理、病理症状的解释与现代医学有所不同。它从宏观的天体运行、自然气候、地理环境变化对人产生的影响进行解释；或者从人的心理、情志变化对身体的刺激进行分析。它所描述的这些情况正是我们在日常生活中经常要面对的各种感受、困惑，尤其是其中有关养生的观点和理论在当今更是被广大民众所推崇、实践。中小学生在学习之后，会对自己的身体状况有所认识，从小树立健康生活的理念，学会在平时的生活中注意从饮食、起居、作息、运动、衣着等方面保养身体，为今后的灿烂人生打下坚实的基础。

主要人物介绍

小明和小佳是一对龙凤双胞胎。小明是哥哥，小佳是妹妹。兄妹俩都在读小学四年级。

小明和小佳：爱思考，对中医学知识很感兴趣，不懂就问。

小明和小佳的爸爸：中学语文教师，中医学铁杆"粉丝"，已自学很多中医学课程，特别爱读《黄帝内经》。

小明和小佳的妈妈：普通职员，不懂中医学，但支持中医养生观点。

小明和小佳的爷爷：退休干部，擅长古琴弹奏，《黄帝内经》养生观点的实践者。

张叔叔（张医生）：中医学专家，对《黄帝内经》颇有研究。

目 录

生病起因于过用　60

邪之所凑，其气必虚　71

情志不可过激　81

1

顺应四时养生

一 放飞心情去春游

"竹外桃花三两枝,春江水暖鸭先知。蒌蒿满地芦芽短,正是河豚欲上时。"刘老师正无限陶醉地朗读着北宋诗人苏轼的《惠崇春江晓景》这首诗。接着,她与同学们分享她的赏析体会:"苏轼仅用寥寥数笔,就精炼地勾勒出优美的画境。读他的诗,我们仿佛就在早春江边,能感受到桃花初绽、水暖鸭嬉、芦芽短嫩等浓郁的初春气息。那令人叫绝的'春江水暖鸭先知'、'正是河豚欲上时'等诗句,把画家没法画出的意境描绘得如此富有情趣,美妙传神!"

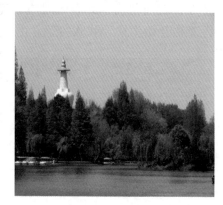

课堂里鸦雀无声,

同学们沉浸在名诗带给他们对春天美景的想象中。小佳的心却有些散逸了。她瞄了下窗外，操场边，杨柳树抽出了嫩芽，草地泛起嫩绿的色泽，边上有几朵不知名的小花悄悄地绽放了。她想到昨晚姨妈打来的电话，约她们一家周末一起去扬州踏青、春游。当时她可真激动、兴奋啊！可妈妈却以"小佳最近要准备考试"为由婉拒了。小佳顿时好郁闷，无精打采。偏偏今天又是学习《惠崇春江晓景》，春天的美景仿佛在向她招手，让她内心止不住地向往春游。

　　放学回家后，小佳悄悄地将自己的心思告诉了爸爸。小佳的爸爸虽然是个中学语文教师，但非常推崇中医，已经自学了很多中医学课程,特别爱读《黄帝内经》。晚饭后，小佳到书房里去做功课了，门虚掩着，只听到客厅里爸爸对妈妈说："你啊，还是你女儿懂得养生之道。周末应该陪她和小明一起去扬州春游。"啊！爸爸明确地表态了，这令小佳好感动噢！接着，又听到爸爸深入浅出地跟妈妈解释说："中医最早的经典著作《黄帝内经》里提倡'天人相应'。天，就是指自然界。自然界的日月星辰运行，引发春夏秋冬一年四季的气候变化。生活在自然界中的一切生物，必然要顺应这种变化，人当然也不例外。《黄帝内经》中记载：'春三月，此谓发陈，天地俱生，万物以荣，夜卧早起，广步于庭，被发缓形，以使志生，生而勿杀，予而勿夺，赏而勿罚，此春气之应，养生之道也。'春天自然界万物开始生发，欣欣向荣，生机勃勃，人体的阳气也像

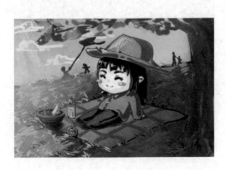

春天一样，要向外向上生发。'广步于庭，被发缓形'，是指通过散步、休闲让身体的筋骨、肌肉放松。'以使志生，生而勿杀，予而勿夺，赏而勿罚'，就是要让

心情也放松，这样，身形和精神都像春天的阳气，生发不息。你看，春天出去春游、踏青，直接感受春天的气息，看看桃红柳绿，听听鸟语，闻闻花香，可以使人身心愉悦。养眼、养心、运动四肢，这是人顺应春天的一种养生方法。对身体而言，这比吃补药还灵。再说，小佳的形象思维很好，春游回来，还能写一篇扬州游记呢。让她放飞心情去春游吧！"听了爸爸的解释，妈妈不再反对。见此，小佳心里美滋滋的，不由得轻轻地吟起："碧玉妆成一树高，万条垂下绿丝绦。不知细叶谁裁出，二月春风似剪刀。"

（周国琪**文**　谢佳馨**图**）

二　这个暑假有点烦

今年的暑假才放了几天，小明和小佳就有些烦恼了，对外婆的管头管脚很有意见。你看，烈日炎炎似火烧，气温表的读数保持在 38~40℃，外婆还不让开空调，小明和小佳身上的汗不停地滴下来，简直可以用汗流浃背形容了！

小佳要吃冰淇淋，外婆不让吃，却每天给她吃苦的东西，什么苦瓜、百合、绿豆汤啊，还不让放糖。这种苦，谁受得了啊！哪儿有冰淇淋可口！

小明喜欢喝可乐，可外婆偏偏要他喝金银花露、菊花露！

哎！兄妹俩好烦恼哦！他们曾经抗议过，但外婆只是一句"都是为了你们好"，执意要让他俩吃她准备的"苦"东西。

今天，他俩实在熬不住了，找爸爸诉苦了。爸爸看到小明和小佳一脸的苦恼样，并不急着与他们理论，反而不慌不忙地给他们切了西瓜，端上绿豆汤。等他们吃完了，喝好了，爸爸才对他们说："外婆的做法让你们感到不舒服了，是吗？那么，我们一起看看，她这样做有没有道理。"接着，他开始与小明和小佳讨论起来。

身边的

《黄帝内经》

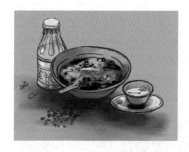

"首先，外婆让你们出点汗是对的。《黄帝内经》中非常强调'天人相应'。又说：'夏三月，此谓蕃秀，天地气交，万物华实'。酷暑来临，白昼时间长，气温高，那是自然界里阳气最旺盛、发散得最充分的季节，所以万物枝繁叶茂。人身体里阳气也同样处于这种状态，所以人感到比较热、出汗多，这是正常的生理现象，是你们自己身体里阳气的作用。出汗有利于暑热之气外泄，调节体温，人会感到清凉。所以，夏季应该出点汗，如果夏季不出汗，那反倒可能是生病了。"

"那外婆为什么不让我们开空调？"小明问。"外婆并不是不让你们开空调。气温过高时，确实要开，让身体能够适当地避暑，但不能 24 小时开。你不能整天在空调房间里，那会使你身体的阳气不能适应外界的气温变化，体温调节就会紊乱，反而容易感冒。"

小佳问："那老是让我们吃苦的东西也是对的吗？"爸爸肯定地回答："是的，夏季就是应该吃点'苦'。因为夏季在五行中属火，人体五脏中的心通应于夏季，此时天气炎热，最容易使心火上炎，而苦味的食品，如苦瓜、

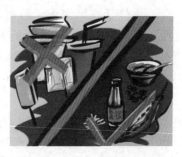

百合，微苦气寒，具有清心消暑的作用。百合还能养阴生津呢！再说，绿豆可不苦啊，它味甘性寒，可以清热、消暑、除烦。当然，放上糖更加可口，但多吃糖又易生热，所以不放糖更能起到清凉作用。金银花露、菊花露都能清热解毒，多好的饮料呀！冰淇淋、冰冻饮料吃喝起来很爽，但

都是过于寒凉的食品，不利于阳气发散，反而容易戕伐阳气，所以不宜多食。"

接着，爸爸又叮嘱："夏季养生最重要的是让自己心情舒畅。我刚才不是告诉你们，心与夏天相通应吗，所以不烦躁，就不上火，心静自然凉嘛。"

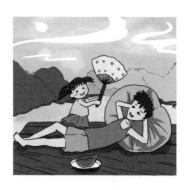

与爸爸进行这番谈话之后，不知不觉中，小明和小佳感到天气好像不那么炎热了，汗也没那么多了，享受着微微吹来的凉风，心变得静静的。

（周国琪**文**　谢佳馨**图**）

三　"春捂秋冻"别过头

前段时间艳阳高照，秋高气爽，爱美的女孩们穿着各式各样、色彩缤纷、款式飘逸的短裙，成为街上一道流动的风景线。但气象台好像有意与她们过不去似的，这几天不断发布咄咄逼人的寒流警报，而且等级不停地变更，从蓝色变成黄色预警，现在已经变成了橙色预警了。天气预报说北方有大范围的降雪，今天晚上就要影响本市，气温将像蹦极运动一样，一下下降 10℃左右。

妈妈积极地为儿女明天的御寒做准备，翻出了风衣、秋裤、牛仔裤。但小佳却不为所动，她决定明天还是穿裙子，这不仅是因为裙子款式漂亮，让她喜欢，而且她还有一个很有力的依据——"春捂秋冻"。这可不是小佳的创造发明，是从古至今人人皆知的穿衣经验啊。明天，她就想要实践一下。按小佳和妈妈两人的性格，可以预见，今晚家里将不可避免地爆发一场小规模的"战争"。

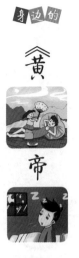

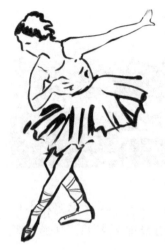

晚饭后，妈妈儿时的闺蜜黄阿姨来访，她们已有很长时间不见面了，因而显得格外亲热。黄阿姨虽然人到中年，却仍然身材高挑、皮肤白皙、五官甜美，符合当下关于"美女"的各项要求，可就是有一点美中不足——走路略有点跛脚。她送给小佳妈妈一顶亲手编织的帽子、一副护膝，说是明天可以防寒。接着，就开始诉说因她的右膝关节病变经历的疼痛和就医、检查、吃药、针灸、推拿的过程……其痛苦之状，让小佳妈妈也不时发出同情的叹息声。

待黄阿姨告别后，妈妈神情惋惜地告诉小佳，黄阿姨本来是一位很有前途的舞蹈演员，参加过很多大型、著名的舞剧演出。但是因为年轻时不懂得保护自己的身体，一年到头总爱穿裙子，而且不合时宜地穿得很单薄，30多岁时就出现膝关节肿痛，后来舞蹈不能跳了，现在连走路都成问题了。小佳听了有些疑惑："为什么衣服穿得少，关节会肿痛呢？"

"那是因为她演出时出汗，毛孔是开着的，演出后不及时添加衣服，就很容易感受外邪。如果风寒湿邪乘虚而入，停聚在关节部位，使得气血运行不畅，不通则痛，所以关节肿痛。"此时小佳爸爸插话解说其中的道理。爸爸说："你应该知道'热胀冷缩'的道理吧？气候寒冷时，

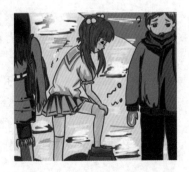

经络就会收缩，其中的气血运行就不那么通畅了。如果衣服保暖些，可以使经络舒缓，经络中的气血也就容易流通了，'通则不痛'嘛。所以，天气寒冷时，衣着不能太单薄。"

妈妈乘机关照她："明天不要穿裙子了，保护关节。现在要漂亮，将来要吃苦头！"

"那为什么说要'春捂秋冻'呢？"小佳还是要刨根问底。

爸爸解释道："所谓'春捂秋冻'，是对冬季转入春季、夏季转入秋季时所言。因为初春季节，冬寒仍有余威，为了防止倒春寒，所以要逐步脱去冬衣。同样，初秋季节，酷暑刚刚离去，燥气渐生，身体的阳气要渐渐地趋向体内、收敛、潜藏，为了让身体有一个适应寒冷的过程，所以倡导'秋冻'，即不要马上添加许多衣服。但现在已是立冬之后，明天寒流降临，预告冬季马上要到了，那是不能再'秋冻'了，要赶紧保暖御寒。否则，就是违背了养生要符合'天人相应'的思想了。"

原来如此！小佳这才领悟了"春捂秋冻"的真正含义。想到黄阿姨的遭遇，小佳对于明天是否要穿裙子已经毫无兴趣继续坚持了。

（周国琪文　谢佳馨图）

四 冬天为什么要吃膏方

这几天寒流来袭，北风肆虐，天气特别寒冷。小佳有点咳嗽，外婆带她去中医院看病。刚踏进医院大门，小佳就被眼前的一幕震惊了，医院里的人真多啊！挂号处、收费处排着"长龙"，大厅里一排排椅子上坐满了人，许多专家诊室门口也是等候的人。怎么会有这么多病人？他们患的是什么病啊？她仔细观察，发现许多人的脸上并未流露出病痛的表情，只在诊室安静地等待着。在走廊里，人

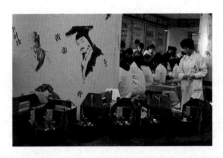

来人往，不少人手里都提着一个像礼品包装的盒子，看起来沉甸甸的。小佳纳闷了，难道医院里还会有好东西卖吗？是好吃的东西吗？

"哦，瞧我这记性，差点忘了！"外婆看到这情景，嘴里喃喃地说，"冬至快到了，我也要来开膏方吃了！""膏方？什么是膏方？"小佳从未听说过，但她的直觉是这东西一定不难吃，而且应该味道比较好，否则怎么会有这么多人要吃呢？连外婆也要吃呢！可是，为什么要吃呢？

一位老中医给小佳看病，开完处方后，叮嘱小佳外婆："这次咳嗽好了以后，要再来开些膏方给她补补，明年身体会更好些。"外婆听了直点头。小佳心想："原来我也能吃膏方。"

医院里的见闻和疑问始终在脑海里萦绕，回家后小佳就上网去检索。不看不知道，一看吓一跳，网上有关膏方的信息铺天盖地，小佳这才觉得自己有些孤陋寡闻了。

膏方，有人习惯称之为冬令膏方，顾名思义是在冬令时节里服用的。为什么要在冬令时节服用膏方呢？这也要从"天人相应"的观点去认识了。

自然界气候环境的运动变化，无时无刻不对人体产生影响。春生、夏长、秋收、冬藏，此天地之大经也。《素问·四气调神大论》记载："冬三月，此谓闭藏，冰冻地坼，无扰乎

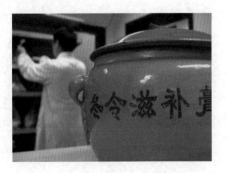

阳，早卧晚起，必待日光，使志若伏若匿，若有私意，若己有得，去寒就温，无泄皮肤，使气亟夺，此冬气之应，养藏之道也。"根据一年四季的气候变化，冬天是收藏精气的重要季节，人体为适应外界寒冷的气候，会做出相应的调整：一要减少消耗；二要增加营养补充。所以，冬天时皮肤的毛孔、血管收缩，这是保持体温的好办法，可使代谢降低，消耗减少。消化道里的消化腺分泌消化酶增多，消化功能增强，人的食欲旺盛，身体对高热量食品需求增多，容易将吸收的营养藏于体内，是一种收藏精气的方法。为了适应冬季寒冷的气候环境，人体需要储藏更多的精气，以抵御严寒。

如果违反了这种冬天的养生方法，冬季不能及时储藏精气，到了春天，人体对春生之气的适应能力减弱，容易感受外邪，发生一些以发热为主的感染性疾患。这也就是"冬不藏精，春必病温"的道理。

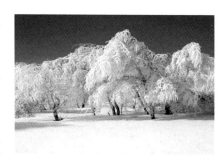

对于儿童而言，在冬春交替时节，易患流行性脑脊髓膜炎、麻疹、猩红热之类的传染病。由此可见，冬天是一年四季中补益身体的最佳季节。

膏方，是中成药中的一种剂型，呈黏稠、胶质状。膏方起源于汉唐时期。但作为滋补药的膏方，在明清时期更趋完善和成熟。现在冬天吃膏方在江、浙、沪地区较为流行，尤其是在上海地区，而又以 20 世纪 90 年代以后愈发兴旺。这几年，一到寒流南下，西北风刮起，上海的几家中医院的膏方门诊就门庭若市。膏方是医生根据每个人的体质或所患疾病开出的处方，经过经验丰富的老药工运用各种炮制中药的方法，如粉碎、酒浸、炒炙、煎熬，最后用阿胶等药物收成膏状。因为膏方中含有高档营养滋补药，如人参、鹿茸、冬虫夏草、枫斗、紫河车（胎盘）等，故又称膏滋药。

长期以来，人们讲究"冬令进补"。在冬天里内服滋补膏方，强壮身体，到了来年春天，便会精神抖擞，步行矫捷，思维灵敏。民间有个形象的比喻"冬令进补，春天打虎"，是很有道理的。可以预见，小佳和外婆的身体经过膏方的调理，一定能得到很好地改善。

（周国琪文）

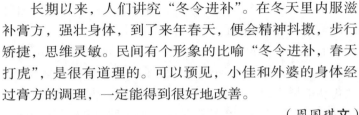

原文赏析

【原文】

春三月，此谓发陈①，天地俱生，万物以荣，夜卧早起，广步于庭，被发缓形，以使志生，生而勿杀，予而勿夺，赏而勿罚②，此春气之应，养生之道也③。

夏三月，此谓蕃秀④，天地气交，万物华实⑤，夜卧早起，无厌于日，使志无怒，使华英成秀⑥，使气得泄，若所爱在外，此夏气之应，养长之道也。

秋三月，此谓容平⑦，天气以急，地气以明，早卧早起，与鸡俱兴，使志安宁，以缓秋刑⑧，收敛神气，使秋气平，无外其志，使肺气清，此秋气之应，养收之道也。

冬三月，此谓闭藏⑨，水冰地坼，无扰乎阳，早卧晚起，必待日光，使志若伏若匿，若有私意，若已有得，去寒就温，无泄皮肤，使气亟夺⑩，此冬气之应，养藏之道也。

（《素问·四气调神大论》）

【注释】

①发陈：春季阳气生发，万物复苏，植物萌生的自然景象。　②生而勿杀，予而勿夺，赏而勿罚：调摄人的精神情志，犹如保护万物的生机，不可滥行杀伐，要多施与、少敛夺，多奖励、少惩罚，向大自然施以爱心。予同"与"。③养生之道：保养春生之气的规律。下文"养长之道"、"养收之道"、"养藏之道"皆仿此。　④蕃秀：繁茂秀美。　⑤万物华实：万物繁茂充实。华，开花。实，果实。⑥使华英成秀：使人的精神饱满，以适应夏气秀美之境。⑦容平：秋季万物成熟，形态平定的自然景象。容，万物之容貌。平，平定。　⑧以缓秋刑：使神志安宁平静，以避秋季肃杀之气。　⑨闭藏：冬季阳气内伏，万物潜藏的自然景象。　⑩无泄皮肤，使气亟夺：冬季不要使皮肤过多出汗，以免阳气频繁耗伤。亟，频数。

【析义】

根据"人与天地相应"的观点，维护人与自然界的和谐是养生的重要原则。《素问·四气调神大论》是《黄帝内经》中阐发自然界气候与养生之间关系的重要篇章。原文从自然界四时自然规律着手，指出人类要顺从四时阴阳变化而调神养生，才能防止疾病的发生；重点强调人的精神调摄要顺应四时规律，故有"四气调神"名篇。虽然四时养生调神的方法各有所异，但是总结起来不外乎形体活动和精神调养两个方面。

春天是万物更新、阳气升发的季节，自然界呈现出一派欣欣向荣的景象。相应于人体的养生，在春季心情要愉悦舒畅，精神放松，不能扼杀人体的春升之气。生活上要做到"夜卧早起，广步于庭，被发缓形"，精神调摄方面则要"以使志生"。

夏天是阳气旺盛，天地阴阳之气相交的季节，万物呈

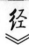

现出繁荣秀丽的景象。养生当注意勿使志怒，此乃阳气旺盛宣泄之势的要求。若怒盛则易使阳气宣发太过而损伤机体。

秋天是万物成熟、收藏的季节，阴气渐盛，阳气内敛。人体须顺应秋风劲急、秋凉渐深之势。要"早卧早起"，情绪安宁，以避秋季肃杀之气。

冬天是阳气内伏，万物潜藏的季节。此时水寒成冰，大地龟裂，人体当使精气、情志皆深藏于内。要"早卧晚起"，不要轻易地扰动阳气。

2

起居有常，食饮有节

一 叶诗文为什么学游泳

叶诗文，这个响亮的名字，随着 2012 年伦敦奥运会女子游泳决赛的举行而被全世界所熟悉。她获得女子 200 米和 400 米个人混合泳两项冠军，其卓越的表现、优异的成绩，不仅让祖国人民为之欢欣鼓舞，也震惊了世界泳坛。人们欣赏她矫健、优美的泳姿，感觉就像一条美人鱼在水中冲刺。

当叶诗文登上领奖台时，望着她稚嫩的脸庞，人们都不由得想问——她多大了？她年仅 16 岁，是当今年龄最小的游泳世界冠军。

16 岁，对大多数孩子而言，还是喜欢动不动就在爸

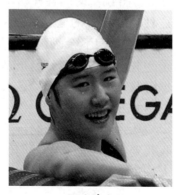

▲叶诗文

爸妈妈面前撒娇的年龄，而她已历经了10多年的训练、比赛、竞争，最终站上了奥运会的领奖台！

在高兴、欢喜之余，大家都在想是什么原因让叶诗文选择了游泳这项事业？通过记者的采访，我们得知，原来学习游泳的初衷仅是因为她从小体弱多病，父母为了增强其体质而为之。令家长始料未及的是，游泳不仅达到增强叶诗文体质的目的，而且培养出一名世界级冠军。叶诗文的经历告诉我们，体质是可以通过运动、锻炼得到明显提高的。

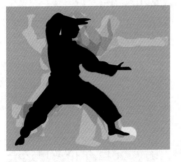

锻炼也是《黄帝内经》推荐的养生方法之一。当然，在《黄帝内经》中不称"锻炼"，而是称为"吐纳精气"、"导引"。吐纳精气是指通过调节呼吸，使每次的呼吸能深入丹田，吐故纳新，呼出浊气，吸入清气。导引是指通过吐纳精气的呼吸方式和躯体运动相结合的方法，引导全身气机升降出入，使十二经脉血气运行流畅。长沙马王堆汉墓出土的帛画《导引图》就生动地描绘出2000多年前人们在做"导引"时的各种动作。导引可以调息、静心、练形，这种动静相合的运动可以使人精神爽慧，注意力集中；呼吸匀称，不疾不徐；肌肉放松，筋脉柔和，关节屈伸自如。《庄子》中提到："吹呴呼吸，吐故纳新，熊经鸟申，为寿而已矣。"据记载，中国上古长寿名人彭祖就爱好导引术。东汉华佗创制的五禽戏，其实与《黄帝内经》中的导引术一脉相承。

从古至今，大凡能自觉地进行体育锻炼的人们，都能收获到身体健康带给他们的幸福感。而且，健康的身体是人们事业发展的根本。钟南山院士年届七旬，性格随和，思想活跃，酷爱运动，擅长打球、跑步及游泳。没事的时候，他会踢踢腿，弯弯腰，举举哑铃。他现在铅球还能推 10 米，在广州医科大学里数第一。他说："在下班后、吃晚饭之前，我会在家里的跑步机上跑 20 分钟，再做一些仰卧起坐、拉伸和引体向上等运动。我每天运动 45 分钟左右。在没有场地的时候，我也会做一些简单的运动，如做俯卧撑和高抬腿等。在锻炼后，我会觉得精神舒畅，好像一下子年轻了很多，特别

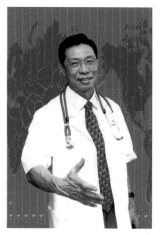

▲钟南山院士

有朝气。这样，我可以有更多的精力去工作。"

现在，中小学学校里安排的体育活动丰富多彩，如体育课、广播操及乒乓球、羽毛球、足球比赛等。这些全身运动可以使十二经络气血流畅，进而促进五脏六腑功能逐渐加强，使肌肉、关节、肌腱、骨骼的屈伸自如，身体各个部位生长发育得更加强壮。而且，运动还是缓解学习紧张的良药，在学得头晕脑胀之时，运动一会儿，会让你有一种神清气爽的感觉。希望没有运动习惯的同学能改变一下自己，从现在开始养成规律运动的习惯，健康一定属于你！

（周国琪**文**　曹潇月**图**）

二　和"夜猫子"说Byebye！

小佳的爸爸今天上晚班还没回家。尽管时钟已指向 10 点钟，可小佳一点儿睡意都没有，还在兴致勃勃地跟她的好朋友小美 QQ 聊天呢。妈妈已来催了好几次叫她睡觉，无奈小佳更听爸爸的话。

"完了，爸爸回来了，这下要被他狠批了！"小佳听

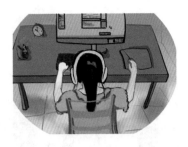

到房门响声以及爸爸妈妈的说话声，心里暗想道。却不料爸爸进房间后只是在她身旁坐了下来，问道："学校里不是规定要按时作息吗？你怎么还不睡啊？""爸爸，我一点儿都不困，你不是说过要顺应自然的天性吗？保持心情舒畅也是养生的一条法则，那我可不可以想什么时候睡觉就什么时候睡觉呢？这样我很开心，这不是养生之道吗？"听了小佳的狡辩，爸爸又好气又好笑地说："不错，喜悦确实可以使人气血调和，还可以缓和紧张情绪，但是不能建立在牺牲身体健康的基础上。《黄帝内经》中说：'以欲竭其精，以耗散其真，不知持满，不知御神，务快其心，逆于生乐，起居无节，故半百而衰也。'如果不按照自然界的规律办事，自己想怎么样就怎么样，不知道调养自己的精神，只图眼前的快乐，违背了养生之道，就会过早地走向衰老。"听到这里，小佳很不解，不服气地问："为什么我非要按时睡觉呢？"爸爸耐心地解释道："中医养生非常强调起居有常，我们的先人也说过要'日出而作，日入而息'。据《黄帝内经》记载，人体有一种很重要的气，叫'卫气'。卫气白天走行于人的体表，可以防止外邪入侵，使人精神饱满；晚上则走行于身体内部，起到温养五脏精气、神气的作用，使人白天消耗的精气、神气得到补充。人只有在入

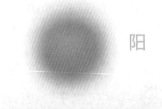

阳

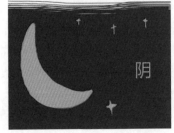

阴

睡之后，卫气才能走行于五脏，发挥它的作用；但在人醒来之后，卫气只会走行于体表，发挥温养肌肤的作用。""那是不是说要有规律地睡眠和活动，才有助于维持卫气正常运行呢？"小佳问道。"是啊，"爸爸说，"有规律的作息，维持卫气正常地运行，对保持健康是非常重要的。长期熬夜的人，因为卫气散越于外，五脏精气得不到充分地濡养，时间长了就会形成阴虚阳亢的体质。所以经常熬夜的人，往往会有便秘、皮肤粗糙、心慌、心烦、注意力不集中的问题，而且还会出现因抵抗力下降容易感冒等。""爸爸，您不用再说了，我这就刷牙、洗脸，准备上床睡觉。您也早点休息吧，晚安！"

（薛　辉文　曹满月图）

三 音乐使人更健康

今天是星期天，爸爸妈妈带着小明和小佳去爷爷家里玩。提起他俩的爷爷，可真是不得了，古琴弹得很好，来拜他为师的人络绎不绝呢！这不，一进门小佳就看见爷爷正在弹古琴。"嘘！"爸爸连忙冲小佳做了一个噤声的手势，"不要打扰爷爷，爷爷正在弹《高山流水》呢。"

好容易等爷爷弹完琴，小明和小佳冲了过去，分别拉着爷爷的手说："爷爷，你坐在这里，一动不动地弹古琴，难道不闷吗？我可就坐不住！"爷爷听了，说道："小明和小佳，你们不知道吧，让爷爷来告诉你们。我最近在读《黄帝内经》这本书，里面讲到的养生之道。其中

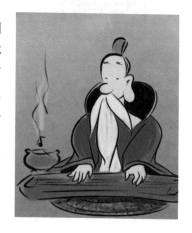

重要的观点就是'和喜怒'、'以恬愉为务，以自得为功'，就是说不管在什么样的情况下，都要保持性情开朗、乐观的精神状态，这才是我们人体健康的内在保障。""可是爷爷，这和您弹古琴有什么关系呢？"小明不解地问。

"当然有关系了。"爷爷说，"中国传统音乐有5个音，角、徵、宫、商、羽。《黄帝内经》中将五音与天、地、身、心相联系，将角、徵、宫、商、羽分属木、火、土、金、水，从而将五音与五脏联系起来，即宫声入脾，商音入肺，角声入肝，徵声入心，羽声入肾。"小佳听到这里，疑惑地问："爷爷，我好像听不太懂啊！"爷爷笑了笑说道:"《黄帝内经》的成书年代在先秦两汉时期，距今已很久远了，里面的理论有些可能确实不太好懂，所以后代有很多人对它加以解释。比如《史记》就谈到，听宫音，可使人温舒而广大；听商音，使人方正而好义;听角音，使人恻隐而爱人;听徵音，使人乐善而好施;听羽音，使人整齐而好礼。"

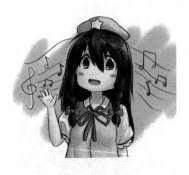

"哦，原来听音乐有这么多好处啊！"小佳感叹地说。"是啊。"爷爷接口道，"现代生理学家发现，人体的各种节奏趋向于和音乐节奏同步、同调。从中医学角度来说，宫调式和徵调式色彩明亮，具有健脾、养心作用;羽调式和角调式色彩较暗淡，具有补肾、舒肝作用;商调式介乎两者之间，可使人感到欣慰而有清肺之功效。因此，根据人不同的身体状况，依据五行学说选用适当的音乐可获得较好的养生效果。"

小明忍不住又问道:"爷爷，能不能结合你刚才弹的曲子再给我们讲一讲呢？"爷爷笑着说:"刚才这首曲子名叫《高山流水》。孔子有一句话：'智者乐水，仁者乐山；智者动，仁者静；智者乐，仁者寿'。这首曲子表现了高山的气势巍峨，小溪潺潺聚成飞瀑直泻而下的生动情景。它似一幅中国水墨画，宁静致远，深邃绵长，体现了东方

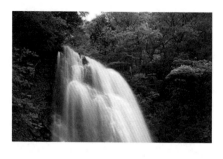

深远的文化内涵。弹完之后，会有一种放松入静、恬惔虚无、安闲清静的感觉。""爷爷，我们今天就开始跟您学弹古琴吧！"小明和小佳异口同声地说。

（薛　辉**文**　谢佳馨**图**）

四　"想怎么吃就怎么吃"好不好

今天小明放学刚回到家，妈妈就告诉他："今天你张叔叔要来。""太好了！"小明想，今天又有一大堆好吃的东西等着他了，而且张叔叔是一位很有名的中医师，还可以跟他学学中医知识呢！真不错！

好容易盼到吃饭的时间，小明看着餐桌上的菜馋得直流口水，急匆匆地招呼张叔叔落座，然后情不自禁地叫起来："哇，板栗红烧肉、樟茶鸭、香煎羊排，这些都是我爱

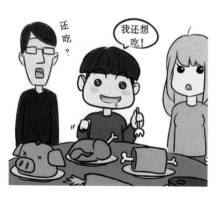

吃的呢！张叔叔你吃，不要客气呀！"小明的筷子飞舞起来。"凉拌西兰花、香菇伴豆腐也吃一些呀。"张叔叔笑眯眯地对小明说。小明一扭头说："我才不要吃呢，蔬菜最难吃，我是'肉食动物'，就喜欢

吃肉。而且我还要再留点肚子等一会儿吃奶油蛋糕呢！甜食也是我的最爱！""这样吃对身体很不好呀！"张叔叔提醒道。小明感到很疑惑："难道我想吃什么就吃什么不对吗？"

看到小明的爸爸妈妈无奈地摇头，张叔叔说道："我们怎样吃饭更健康呢？《黄帝内经》上就写道：'五谷为养，五果为助，五畜为益，五菜为充，气味合而服之，以补益精气。'五谷是指稻、麦等五谷杂粮；五果、五菜则分别指5种蔬菜和水果；五畜主要是指肉类食品。小明你看，这个食谱有主食，包括大米、面粉等；有副食，包括蔬菜、水果等。谷、肉、果、菜这四大类食物，分别提供人体所需要的碳水化合物、脂肪、蛋白质、矿物质、维生素和纤维素等，以满足我们人体功能活动的需要。"

"那也就是说我不仅要吃我喜欢的羊排、红烧肉、蛋糕，还要吃点我不怎么喜欢的青菜、水果喽？""当然啦！"张叔叔接过小明的话继续说道，"你看，《黄帝内经》中不仅告诫我们饮食搭配要均衡，而且还提倡要以植物性食物为主呢。如果吃很多大鱼大肉这类比较肥腻的食品，或者是蛋糕、糖果这类甘甜的食品，时间长了，会产生内热，出现脸上长痘痘、便秘、肥胖等多种病症。所以，《黄帝内经》中说'高粱之变，足生大丁'*！"小明听到这里，点点头说："没想到吃肉和吃甜食多了还有这么多的坏处啊！"

张叔叔说："是啊，所以你平时吃饭一定要注意荤素搭配合理，肉类、蔬菜、水果、豆类、牛奶、干果等都要吃一些，这样营养才能均衡。中医学还把食物分为酸、苦、甘、辛、咸五味。《黄帝内经》中说：'五味各走其所喜，谷味酸，先走肝；谷味苦，先走心；谷味甘，先走脾；谷味辛，先走肺；

---

* 今也可写为"膏粱之变，足生大疔"。

谷味咸，先走肾。'食物中的五味和五脏有不同的亲和力，只有五味调和才能滋养五脏，促进身体健康。""那怎样区分食物的五味呢？"小明听到这里好奇地问道。

"比如说，常见的酸味食物包括番茄、木瓜、醋、柠檬、杏、枇杷、橙子、山楂等；苦味食物包括苦菜、苦瓜、茶叶、杏仁等；辛味食物包括葱、生姜、香菜、洋葱、大蒜、辣椒、茴香等；甘味食物包括莲藕、茄子、茭白、白萝卜、丝瓜、南瓜、粳米、糯米、高粱、玉米、小米、小麦、大麦等；咸味食物包括盐、紫菜、海带、海参等。因为每一种食物的性味不同，所以我们在吃饭的时候，还要注意五味调和，这样才有利于健康。"张叔叔解释道。

听到这里，小明若有所思地点点头，筷子向西兰花伸了过去……

（薛　辉**文**　谢佳馨**图**）

原 文 赏 析

（一）

【原文】

余闻上古之人，春秋①皆度百岁，而动作不衰；今时之人，年半百而动作皆衰者，时世异耶？人将失之耶②？岐伯对曰：上古之人，其知道者，法于阴阳③，和于术数④，食欲有节，起居有常，不妄作劳，故能形与神俱，而尽终其天年，度百岁乃去。今时之人不然也，以酒为浆，以妄为常，醉以入房，以欲竭其精，以耗散其真，不知持满，不时御神⑤，务快其心，逆于生乐，起居无节，故半百而衰也。

（《素问·上古天真论篇》）

【注释】

①春秋：指年龄。　②人将失之耶：抑或是人的过失呢？将，选择连词。失，过失。　③法于阴阳：效法自然界寒暑往来的阴阳变化规律。法，效法。　④和于术数：恰当地运用各种养生方法。和，调和，引申为恰当运用。术数，此指养生的方法，如导引、按跷、吐纳等。　⑤不时御神：不善于驾驭、使用精神，即妄耗神气。时，善也；御，用也。

【析义】

这段原文非常巧妙地运用对比手法，鲜明强烈地描述两个时代的人不同的生活方式。上古之人能够掌握养生之道，顺应自然，食欲有节，起居有常，不妄作劳，保持形神和谐，故能尽终其天年。而到了《黄帝内经》时代，人们把酒当作琼浆，生活起居无节，纵情色欲，竭耗精气，不善于保养精神，贪图一时快乐，由此违背了养生规律，故造成早衰。由此可见，早在那个时代人们就已经认识到不良生活方式将会严重影响生命质量。如此生动的阐述，给人以震撼，并让我们反思我们所生存的时代人们所患的疾病，大多与不健康的生活方式密切相关。

（二）

【原文】

夫上古圣人之教下也，皆谓之虚邪贼风①，避之有时，恬惔虚无②，真气从之，精神内守，病安从来？是故志闲而少欲，心安而不惧，形劳而不倦，气从以顺，各从其欲，皆得所愿。故美其食，任其服，乐其俗，高下不相慕，其民故曰朴。是以嗜欲不能劳其目，淫邪不能惑其心，愚智贤不肖，不惧于物，故合于道。所以能年皆度百岁，而动作不衰者，以其德全不危③也。

【注释】

①虚邪贼风：泛指异常气候和外来致病因素。 ②恬
惔虚无：思想闲静，没有杂念。恬惔，是安静淡泊的意思。
虚无，即心无杂念和妄想。 ③德全不危：懂得修身养性
之道，并身体力行之，即可免受内外邪气的侵害。德，谓
修养有得于心；全，全面。

【析义】

在这段原文中，《黄帝内经》的作者不惜笔墨反复地
告诫人们养生之重要性，尤其是养生之基本原则——"虚
邪贼风，避之有时"、"恬惔虚无"、"精神内守"。即外在
的适时避邪和内在的"恬惔虚无"和"精神内守"。作者
告诫人们在生活中要限制自己的志向和欲望，安定心神，
不惧外物，无欲则刚，劳作形体而不致疲倦。如此，人体
真气就能与天地相应，顺天则能达欲。生活要像上古之民
一样质朴，能以粗食为美，着陋服而不卑，融入社会的习
俗中；各种嗜好欲望不能劳伤他们的眼目；各种淫乱邪气不
能扰乱他们的心思；无论他们的智力高低和道德好坏，都
不惧外物。上古之人都能寿过百岁而动作不衰，归根结底，
是他们真气持守于内，与天地之道合一。

3

"阴阳"并不神秘

一 咬文嚼字说"阴阳"

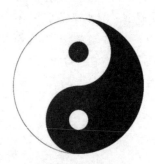

　　当谈到阴阳时，许多人头脑中会浮现出男女、昼夜等形象，可能还会有人想起看风水的阴阳先生，当然大家也不会忘记那个很有特色的黑白双鱼的太极图。可以说，这些都在一定方面体现了阴阳的概念。

　　那么什么是阴阳呢？我们先从古人造出的"阴"、"阳"这两个字看起。"阳"字，篆书写作"陽"，字的左侧"阝"即"阜"，是土山的意思；字的右侧"昜"，是云开见日、旗子飘扬之意。因为山的南面才能照到阳光，所以"阳"字的本义就是山南，河水的北岸也能照到阳光，所以"阳"也指水北。"阳"字还有个意思是从旗子飘扬而来，就是"扬"，指气在外发扬。这就说明了阳有动和外散的特点。与"阳"相对应，"阴"字，篆书写作"𨷺"，字的右半边表示云彩聚集，所以日照不可及。因为山的北面、

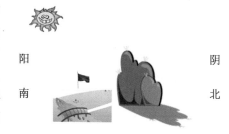

阳　　　　　　　　阴
南　　　　　　　　北

水的南岸都照不到阳光，所以"阴"字本义就是山北水南。由于云气聚集，所以"阴"还有气郁集于内的意思，也就是阴有内收的特点。我们今天仍可在一些北方方言中找到"阴阳"本义的使用。比如，北方人习惯称住在山的南麓为住在"山的阳面"。"阴阳"指山水南北的这一层意思，对于中国县市的命名产生了很大的影响。例如，由于位于水的南北岸而得名的江阴、洛阳。江阴位居长江南岸，六朝古都洛阳则位于洛水北岸。还有因位于山的南北麓而得名的山阴、衡阳。山阴也就是今天的绍兴，位于会稽山之北。衡阳位于衡山之南；而咸阳位于渭河北岸、九嵕山之南，水北为阳，山南也是阳，山水俱阳，所以称为咸阳。

今天"阴阳"的这个山水南北的含义已经用得很少了。由于阴阳在中国哲学、中医学，甚至算命风水术中的频繁出现，使得它的含义蒙上了一层神秘的面纱。现在让我们从阴阳的本义出发，顺藤摸瓜，还原阴阳那朴素的面貌。

既然"阴阳"的现象与日光照射关系密切，那么"日"被赋予"太阳"的名称就不令人奇怪了。由于白天有日照，黑夜无阳光，所以昼就归于阳，夜归于阴。因为阳光照在身上是温暖的，所以热属阳；反之，寒属阴。在阳光的照射下，冰化为水，水化为汽，而水汽升腾上天。所以阳的特性是把有形化为无形，是向上向外发散。反过来，在阴天或黑夜中，人会觉得寒冷，水汽遇冷化水，水在冬天结冰。所以阴的特性就是寒冷、成形、向内向下。在温暖阳

光的照耀下，草木枝叶伸展，向上生长，动物和人生机勃勃，充满活力；而寒冷的冬季，草木凋零，虫蛇蛰居，人也不想出门。因此，古人就把运动、生长等特性归于阳，把静止、死亡等特性归于阴。这样阴和阳就被赋予更为深刻的意味，渐渐成为一种哲学的概念，人们开始用阴阳来解释世界上的事物，甚至用它来说明宇宙的产生。

在中国古代关于宇宙的产生有个很美丽的神话。传说中的宇宙最初像一个鸡蛋，里面混混沌沌一片，盘古氏就生在里面。他睡了 18 000 年，醒来后发现周围一团黑暗，然后他就用一柄大斧把宇宙一劈为二，其中轻清的阳气就上升成为天空，重浊的阴气就下降成为大地。由于担心天地重新合拢，盘古就手撑天、脚踏地。他越长越高，天地就越分越远。终于有一天盘古累死了，他的左眼化为日，右眼化为月，身体各部分化为山岳、河流、草木和各种生灵。虽然这只是一个神话传说，但其中却蕴涵着中国古人对宇

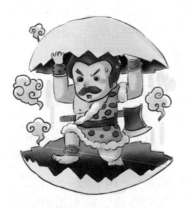

宙成因的深刻认识。宇宙本是空无一物，后来无中生有，产生了许多如雾一样的气体，混沌一体。以后其中活跃的、升散的阳气不断上升，形成天；沉静的、降逸的阴气下降凝聚，形成地。

天地形成了，那世上的万物又是如何产生的呢？真的是由盘古的躯体所化成的吗？古代的智者们给出了自己的解释，这个解释也是从阴阳说起。《黄帝内经》中说："清阳为天，浊阴为地。地气上为云，天气下为雨；雨出地气，云出天气。"也就是说，天是阳气的聚积，地是阴气的聚积，二者一阴一阳，看似对立，实际上却有着非常密切的关联，云和雨就是它们密

切关系的见证。云飘在天上，是属于阳的，但是追究云的来源，却是地上的水蒸腾所化。雨落在地上，是属于阴的，但探究雨的来源，却是天上的云变化而成。天上属阳的云之所以会落下成雨，是受了地气的感召；地上积累的雨水之所以会上升成云，也是受了天气的感召。所以天的阳与地的阴之间，就好像磁铁的阴阳两极，相互吸引，相互感应。在天地阴阳的相互感应下，不仅形成了云、雨、雷、电等自然现象，而且阴阳相合孕生出世间万物。从这个角度说，万物都含有阴阳。初生的生命，阳气旺盛；垂死的生命，阳气将尽，阴气充斥。就在阴阳的变化中，生命从诞生，到盛壮，到死亡，循环往复，一切都是这样的神秘莫测。所以《黄帝内经》中的这段文字就被人长久地吟诵："阴阳者，天地之道也，万物之纲纪，变化之父母，生杀之本始，神明之府也。"

（李海峰**文**　谢佳馨**图**）

二　四季背后的故事

"如果冬天来了，春天还会远吗？"雪莱的名诗《西风颂》，用冬天过后必是春天的自然规律，暗示旧社会将要结束，革命终将来临的社会大趋势。然而，你是否曾经深入地思考过，为什么冬天之后必然是春天呢？《黄帝内经》中又是如何看待春来秋往四季轮回的呢？

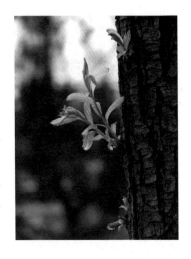

我们今天已知，因为地球的自转，所以白天能看见太阳，晚上却不见阳光。因

为太阳直射在一年中的游移变化，所以才有了一年四季。古人虽然不清楚这个道理，但他们却很智慧地把这种现象用阴阳的变化来解释。太阳昼出夜入，所以白天阳气有从生到盛再到衰的过程；与之相对应，夜间阴气也有从生到盛再到衰的过程。昼夜的轮回过程，就是阴阳往复盛衰的过程。积日成年，一年之中阴阳的盛衰就表现为四季的变化。《黄帝内经》中说："春三月，此谓发陈，天地俱生，万物以荣……夏三月，此谓蕃秀，天地气交，万物华实……秋三月，此谓容平，天气以急，地气以明……冬三月，此谓闭藏，水冰地坼，无扰乎阳……""发陈"、"蕃秀"、"容平"、"闭藏"正是阴阳之气在四季的变化特点。

春三月，是指从农历的正月到三月。这一阶段天气开始转暖，空气中弥漫着春天的气息。"迟日江山丽，春风花草香。泥融飞燕子，沙暖睡鸳鸯。"正是形容这春意盎然、万物欣欣向荣的场景。那么，是谁导演了这一切呢？是阳气。在冬天，它潜伏在树根、地下、人和动物的体内，至春天则蓬然勃发，上升发散于外。在它的鼓动下，种子发芽破土，树木抽出新枝，动物四处游弋，而人们去踏青郊游，少年们一个劲地窜高，整个世界都显现出一种新的姿态。

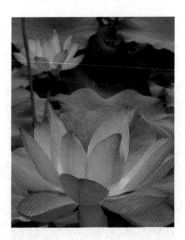

这之后，太阳越来越热辣，偶然有一阵暴雨雷电，但很快就过去，接着又是烈日当空，夏三月来临了。江南地区的初夏又是另一番景象，"黄梅时节家家雨，青草池塘处处蛙"。梅子熟时，阴雨连绵，出梅后往往就到了盛夏。草木繁茂，绿树成荫，繁花似锦，果实初结。古人认为夏季阳气昌盛于外，所以呈现出一派繁盛景象，而暴雨雷电是天地阴阳之气交会的结果，树木阴阳气交则开花结果。夏至这一天很特殊，天地的阳气旺盛到了极点，在这一天盛极而衰，而阴气始生。有些地方有习俗，在这一天要吃狗肉，就是借此机会用热性的狗肉来补充人体的阳气。

夏至之后45天，正好是立秋日，阴阳的形势发生了逆转，阴气超过了阳气。仿佛一夜之间，落叶就铺满了大地。在收获丰硕水果、稻谷的秋日，草木悄然收起了所有的繁华，夏日那丰盛的景况渐渐消逝，所有的喧嚣和躁动都平定下来。秋天里，阳气收敛下降，水汽也不再如夏日般纷纷蒸腾化云，所以万里无云的日子就频繁多见。草木精华渐渐归入根中，枝头变得空荡荡的，而一些根茎类的食物如山药、红薯等则渐入收获季节。

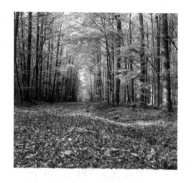

终于秋风变成了北风，凛冽的寒冬，江湖结冰，土地冻裂，熊蛇冬眠，阳气闭藏于内，默默积蓄着力量，等待着春日的再度升发。冬至是冬季最特殊的一天，因为这一天阴气盛到极点，同时预示着盛极而衰，阳气始生。人的生命在冬至这一天会特别脆弱，危重病患者容易病情恶化甚至死亡。

一年四季就这样在阳气的升发、旺盛、收降、闭藏中轮回，就在这周而复始中，万物得以生长、繁茂、凋亡。四季阴阳的这种变化规律，息息相关于古人的生存与生活。因为它们决定了稻谷的长势和收成，这对于农耕民族至关重要。而适当的阳光和雨水，决定了牧草的生长是否繁茂，这直接影响到以畜牧为主的游牧民族的生活。因此，中国的古人们不仅密切地观察气候的变化，把一年分为四季，

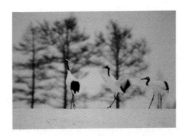

更细分为二十四节气，并进一步探求气候变化的原因，将其归因于阴阳的变化，甚至还希望能够掌握阴阳变化的规律，最终掌握自己的生命。因此，《黄帝内经》中说："夫自古通天者，生之本，本于阴阳。"

（李海峰文）

三 食物美味分阴阳

在寒冷的冬天，最过瘾的莫过于吃热气腾腾的火锅了。这也是小明在冬天的一大乐事。这不，在小明的一再要求下，这一周妈妈已给他吃了两次火锅了，每次都吃一堆牛肉、羊肉，真是痛快吃辣，挥汗如雨。

但是烦恼也接踵而来，为什么呢？看小明的脸就能揭开谜底了——恼人的痘痘一个个冒出来了。还有呢，他一张嘴就有一股难闻的气味冲出，嘴唇上起了红疹，而且已经3天未解大便了。

其实这样的情况已经不是第一次发生了。每次小明只要吃过川菜、湘菜，身体总是会有这些的后续反应。这是什么原因造成的呢？小明决定去请教深谙中医学的张叔叔。

张叔叔知悉小明的困扰后，笑着说："这其实是许多人都有的烦恼。火锅虽然美味，但是也要适可而止。因为食物也分阴阳，吃什么与人的体质有着密切的关系。你目前的症状充分说明你是阳热体质，不太适合吃阳性

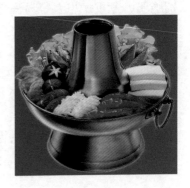

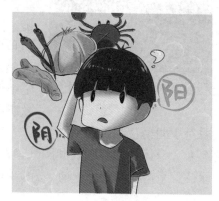

食物哦。"

"食物也分阴阳？怎么分呢？"小明好奇地问。张叔叔解释道："中国古代先哲们对食物的最初认识，如同'神农尝百草'那样，是用自身的五官和身体认识食物阴阳的。《黄帝内经》中说：'气味，辛甘发散为阳，酸苦涌泄为阴。'中医学所谓的气味，是指自然物的四气五味。四气是指自然物具有寒、热、温、凉4种不同的性质。五味是指酸、苦、甘、辛、咸5种不同的味道。过食或偏嗜某一种食物，容易导致体内的阴阳不平衡。正如《黄帝内经》中所说：'阴胜则阳病，阳胜则阴病。阳胜则热，阴胜则寒。'阳热亢盛可以使人产生面红身热、口渴喜饮、大便干结、口舌生疮等症状，而阴寒凝滞可以使人产生怕冷、身寒、小便清长等症状。因此，阴阳食物的选择必须依据自身的体质或者中医的辨证来选择。在中医学看来，疾病的本质是阴阳的不平衡，疾病的发生是由阴阳的偏盛偏衰所引起的。因此，最重要的莫过于辨明患者阴阳失衡所在，用中药或食物纠正阴阳偏差，使阴阳重新达到平衡。在日常生活中，我们可以通过正确选择阳性或阴性食物食用，从而调和自身失衡的阴阳，达到养生疗病的目的。"

"哪些食物是阳性的，哪些食物又是阴性的呢？"小明接着问。"一般说来，植物类食物大多为阴性食物，如白菜、西瓜、梨、苹果等；动物类食物则大多为阳性食物，如羊肉、狗肉、鸡肉等。但这个原则也不是绝对的。例如，植物类食物中辣椒、姜、蒜就属阳性食物；动物类食物中的螃蟹、甲鱼则属阴性食物。"

张叔叔继续解释："那么，该如何具体选择阴性、阳性的食物呢？最重要的就是观察个人的体质阴阳偏盛偏衰的状态，要'因人而异'。"小明回想自己平时的一些表现，如经常便秘、怕热、喜欢喝冷水等，这就说明自己的体质是偏阳性的。听了张叔叔的解释，小明知道以后就得注意要少吃红烧肉、烤羊肉等，多吃青菜、萝卜等阴性的食物。

（陈　正文　谢佳馨图）

四 为什么医生说我"阴阳失衡"

小明最近很忙，因为快期末考试了，每天晚上都要做功课到很晚。可这两天不知道为什么，很晚了也难以入眠，或者睡着了就不停地做梦，早晨醒来还是感到很疲倦，整天都是昏昏沉沉、无精打采的。妈妈看了很着急，请了半天假，带小明去看中医。医生说小明是"阴阳失衡"，给他开了些中药。小明感到很疑惑，什么是"阴阳失衡"？人身体里面的阴阳是怎样的呢？抱着疑团，小明按医嘱服用了中药。药物很有效，几天过后，小明的睡眠就改善了。

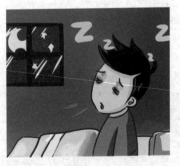

考试顺利结束后，小明迫不及待地拉着爸爸去张叔叔家里问个究竟。

"张叔叔，什么是阴阳失衡？"小明一见张叔叔就急切地问。以前张叔叔跟他讲过很多中医的道理，这次一定能解答他的疑惑。当张叔叔听明白前因后果后，就笑着对小明说："阴阳失衡其实是一个很宽泛的说法。我们每个人，身体里都有阳气和阴气，在正常情况下，阴阳之间保持着平衡，而阴阳失衡，就是阳气和阴气失去平衡了。"

　　小明听到这里，插嘴道："张叔叔，你以前说过，我们每个人的身体都可以分为阴阳：上半身属阳，下半身属阴；背部属阳，胸腹部属阴；肝、心、脾、肺、肾五脏属阴；胆、小肠、胃、大肠、膀胱、三焦六腑属阳。我还没有完全搞明白呢，现在怎么又多出来阴气、阳气了？"张叔叔一听，就笑了，问小明："那你还记得阴和阳是什么意思吗？"小明很自豪地回答："当然记得，我还给同学们讲过阴阳的来历呢。所有上升的、外散的、运动的都是阳的属性，所有下降的、内敛的、静止的都是阴的属性。"张叔叔接着问："那你说身体的阴阳应该怎么解释呢？""嗯……上半身、体表、背部都能晒到阳光，因而在上面、外面的当然属阳，在里面、下面的当然属阴，这个好理解，可是五脏六腑阴阳是什么意思呢？"张叔叔解释道："因为六腑主要是传送饮食、糟粕，不收藏精气，有阳的运动特点；五脏收藏精气，具有阴的、安静的特性，所以就称为阴脏阳腑。至于阳气、阴气，就是把人的身体中具有阳的特性的一些物质或者功能活动笼统称为阳气，反之就称为阴气。小明，你能说说看，阳气、阴气会有些什么作用呢？"小明歪着脑袋想了一会儿，说："我想阳气是升散的，所以我的头上应该有很多阳气，身体表面也有很多阳气。阴气是敛降的，那么下半身有很多阴气，身体内也有很多阴气。"张叔叔夸奖道："小明真聪明，能举一反三。《黄帝内经》里有一句话说：'清阳出上窍，浊阴出下窍；清阳发腠理，浊阴走五藏。'意思是阳气上升，荣养五官，让我们能听、说、闻、嗅，身体中的糟粕属阴，从前后二阴排出体外；清阳之气充养在全身腠理中，尤其是皮肤、肌肉的缝隙之中，而浓浊的阴精则藏在五脏之中。"

　　"可是，张叔叔，医生说我阴阳失衡，是哪一部分出问题了呢？"小明问到了要点。"这就要说到阳气在身体里的运行规律了。一般白天阳气多在体表运行，到晚上阳

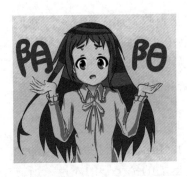

气进入体内，在五脏之间循环。""哦，我知道了，我睡不着觉，就是因为晚上阳气进不了体内。"小明恍然大悟地叫道。"对呀，因为你考试前每天都很紧张地学习，阳气过度地亢奋，同时阴精被一点点地消耗，导致了阴阳失调，阳不入阴，结果就是晚上睡不着，白天没精神。"

小明总算明白了阴阳失衡的道理，可是他还有个问题没有解决。"张叔叔，我不想每次考试前都喝中药，有什么办法能让我的阴阳自己平衡过来呢？"张叔叔笑着说："如果每天锻炼身体，晚上早点睡觉，养成规律的生活习惯，阴阳的自我调节能力就会加强。"小明听完张叔叔的解释，像表决心似地握了一下拳头，说："以后我每天早晨起来跑步！"张叔叔最后又补充道："小明，养成良好的学习习惯，不要临考才抱佛脚，这才是正确的学习方法。"小明使劲地点了点头，满意地跟着爸爸回家了。

（李海峰文　谢佳馨图）

原 文 赏 析

（一）

【原文】

黄帝曰：阴阳者，天地之道也①，万物之纲纪②，变化之父母③，生杀之本始④，神明之府⑤也，治病必求于本⑥。

（《素问·阴阳应象大论》）

【注释】

①阴阳者，天地之道也：阴阳是自然界的法则和规律。天地，泛指自然界。道，法则、规律。　②万物之纲纪：阴阳是归纳事物的纲领。纲纪，即纲领。　③变化之父母：阴阳是事物变化的根源。父母，本原之义。　④生杀之本始：阴阳是事物产生与消亡的原由。生，新生；杀，消亡。本始，即本原。　⑤神明之府：阴阳是产生自然界万物运动变化内在动力的场所。府，居舍、藏物之处。　⑥本：指阴阳。

【析义】

本段原文阐明了阴阳的基本概念并引入医学的重要意义，指出世界上一切事物是在不断地运动变化、新生和消亡中。事物之所以能运动、发展、变化，根源就在于事物本身存在着相互对立统一的阴阳两方。反映出阴阳学说是我国古代的一种朴素唯物辩证法的哲学思想，并提出"阴阳"引入医学领域的重要意义及临床治疗的指导思想就是"治病必求于本"。

（二）

【原文】

故积阳为天，积阴为地①。阴静阳躁②，阳生阴长，阳杀阴藏③。阳化气，阴成形④。

（《素问·阴阳应象大论》）

【注释】

①积阳为天，积阴为地：轻清的物质向上升腾，积聚为天；重浊的物质向下沉降，凝聚为地。积，汇聚。阴、阳，此指轻清、重浊两种不同属性的物质状态。　②阴静阳躁：阴性柔而主安静，阳性刚而主躁动。　③阳生阴长，阳杀

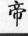

阴藏：阴阳既为生杀之本，亦为长藏之本。阳既能生万物，亦能杀万物；阴既能长万物，亦能藏万物。　④阳化气，阴成形：阴阳的两种运动状态，阳动而散，故化气；阴静而凝，故成形。

【析义】

这一小段原文指出阴阳两方在运动变化过程中，既是对立的，又是相互依存、相互为用的。以天地、静躁、生死、化气、成形等自然现象说明阴阳的属性特征及其相互对立、相互依存的关系，由此明确了阴阳学说的基本内容。

4

关注你的五脏

一 中医学的"五脏"与西医学的"五脏"一样吗

　　小明和小佳今天放学回家，看到爸爸妈妈急匆匆地在马路边招出租车，急忙问发生了什么事情。妈妈说住在隔壁的张阿姨出车祸了，具体情况还不知道，要赶紧去医院帮忙。小明和小佳一听也很着急，张阿姨独自一人生活，平时对他们很好，现在出了这种事情，他们也吵着要同去。

　　到了医院，医生说："经检查，患者被车撞击导致前臂骨折，脾脏破裂，大量出血，情况很危急，需要马上手术，切除脾脏。"刚说到这里，小明就非常激动地插嘴："脾脏

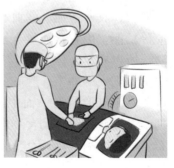

怎么能切掉呢？如果切掉脾脏的话，张阿姨以后怎么吃饭啊？不能切！不能切！"小佳也急着说："不能切，不能切。"爸爸拉过他俩，说："小孩子不要在医院里瞎吵闹！听医生的！"

小明非常着急，赶快给张叔叔打电话，说明了此事的来龙去脉。小明说："张叔叔，您告诉过我脾脏为后天之本，对人体非常重要，食物吃到肚子里后，都要靠脾脏才能吸收营养，转运到全身各处。现在手术医生要把张阿姨的脾脏给切除了，那她以后怎么吃饭，怎么生活啊？！"张叔叔听完后说："噢，小明，你说的是中医学概念的脾脏吧，而现在医生要手术切除的是西医学概念的脾脏。它们可是不一样的哦！具体有什么不一样，等我有空再告诉你吧。"

周日，张叔叔来小明和小佳家做客，又与他们讨论起此事。张叔叔说："虽然中医学和西医学用于人体五脏部位的名称是一样的，都叫心、肝、脾、肺、肾，但是内涵却不完全一样。就说脾脏吧，对西医学而言，脾脏是指位于腹腔的左上方呈扁

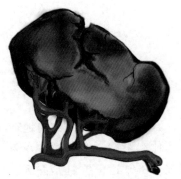

西医学概念的脾（已破裂）

椭圆形、暗红色的一个有形的脏器。它是人体内重要的淋巴器官，具有造血、滤血、清除衰老血细胞及参与免疫反应等功能。因它含血量丰富，能够紧急向其他器官补充血液，所以有'人体血库'之称。但是它质软而脆，如果人突然受到大的冲击，脾脏就可能会破裂，引发大出血，所以要马上切除脾脏。而中医学的脾脏，根据《黄帝内经》理论，具有对胃中的食物进行消化、吸收的作用，并能输布营养物的精气到达全身，滋养身体。人出生以后，生命

活动的继续，精气、血、津液的化生和充实，均有赖于脾脏运化的水谷精微，所以称脾脏为'后天之本'。而且脾脏与四肢、肌肉、口、唇、涎相关，还与四季相联系。所以中医学的脾脏所蕴涵的信息量是非常大的。"

张叔叔进一步指出："西医学的五脏是来源于解剖学的概念，着眼于脏器的实体。而我们中医学所谓的五脏，一方面来源于古代解剖学知识，但更重要的是人们长期以来对人体生理、病理现象的观察以及医疗经验的总结。还有，我们现在写的'五脏'，在中国古代可不是这样写的，要写'五藏'。藏（zàng），本身就具有'藏（cáng）'的意思。因为中医学认为，五脏都具有储藏精气的功能，所以写作'五藏'。因此，中医学中一个脏器的生理功能，可能包含着西医解剖学中几个脏器的功能；而西医解剖学中的一个脏器的生理功能又可能分散在中医学的几个脏腑的功能之中。你可不能因为它们在中医学和西医学中名称一样，就以为它们是相同的脏器，它们之间不能完全等同啊！"

小明听完后，长吁了一口气，说道："哦，原来张阿姨被切除的脾脏与中医学的脾脏并不完全等同啊！"

（赵心华**文** 谢佳馨**图**）

三 少年为何生白发

小明成绩优良，而且非常喜爱打乒乓球，放学后总要先玩一会才回家，是学校室内运动房里的风云人物。小明的爸爸妈妈经常担心他这样玩会影响到学习成绩。但是，最近爸爸发现小明放学后不再去打乒乓球了，一回家就往自己的房间里钻，关上了房门，貌似很用功学习的样子。爸爸觉得很欣慰，因为孩子终于知道要抓紧时间复习功课了，所以也就不去打扰他。

但是这次期中考试，小明的成绩下降了很多。爸爸很

身边的《黄帝内经》

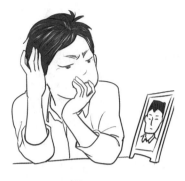

着急，老师反映说，最近小明上课总是心不在焉，而且对什么都没有兴趣，不像以往那么开朗了，好像有什么心事。一天，小明放学回到家里，爸爸心平气和地问小明："最近有什么不开心的事情吗？"小明摇摇头，然后叹了口气，说："爸爸，我可能会很快老死的！"爸爸听了很惊讶，经进一步了解才得知，原来小明最近莫名其妙地长了一些白头发，有的同学喊他"小老头"，所以这段时间一向注重外表的他觉得非常自卑。而且，以前小明看过一部电影，主人公就是得了怪病，出生以后就很快衰老死去的。小明觉得自己年纪轻轻就长白头发，怀疑自己是得了什么大病了，所以总是满腹忧虑的，不能集中思想学习。

爸爸听完后，心疼地摸着小明的头，说："傻孩子，哪有那么严重啊！长白头发是很正常的呀。我年轻的时候也长白头发。"小明又问："那为什么别的同学不长啊？"爸爸为难地说："这个啊，我也说不好，要么我们去找张叔叔吧，他可是中医专家哦。"

到了张叔叔家，说明情况后，张叔叔笑着说："人体是很复杂和有趣的。我们身体表现在外面的头发、指甲、皮肤、面色等各种现象，其实都是与内部的脏腑功能密切相关的。一个人的面色、毛发、唇色、指甲的色泽和营养状态都可能反映脏腑气血的盛衰。比如《黄帝内经》中记载'肾者，精之处也，其华在发'、'肝藏血'以及'脾为气血生化之源。'头发的生长与脱落、润泽与枯槁，不仅依赖于肾中精气之充养，亦有赖于血液的濡养，所以头发又称为'血之余'。一般情况下，年轻时，由于精血充盈，头发乌黑光泽；而老年人多气血亏虚，外在表现就是头发变白且稀疏。如果年轻人出现了头发早白，除了遗传因素外，还可能与精神紧张、过度疲劳等因素有关。你最近是不是学习太累了？" 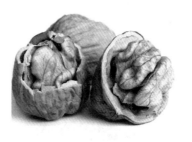 "嗯！最近作业太多了，双休日爸爸还送我去学习奥数，都没时间玩，每天都困死了。"小明抱怨道。张叔叔接着说："这就是你长白头发的原因啊，学习任务重，可能还经常熬夜吧？现在本来就是你长身体的时候，再加上精神紧张，导致脏腑功能虚弱，气血亏虚，使头发失于濡养而出现早白。现代医学研究也证实，紧张、焦虑等精神因素也往往是长白发的重要诱因。你不用太担心，通过合理的调节是可以改变的，我们身边有很多这样的例子。所以只要保持乐观的心态，在饮食上注意科学配餐，保证五脏精气的充盈，不要太过

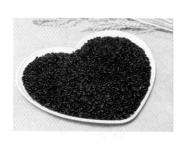

劳累。你还这么年轻，慢慢都会恢复的，所以没有必要那么忧心忡忡。"张叔叔又进一步叮嘱道："噢，还要让你妈妈给你吃些黑芝麻、核桃，这类食物有助于你的头发转黑。"

听了张叔叔的话，小明如释重负："噢，原来是这样啊！头发需要脏腑气血的滋养，那我要好好休息和补充点营养了。谢谢张叔叔！"

（赵心华**文** 谢佳馨**图**）

三 口中甜味要当心

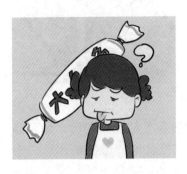

今天张叔叔来小明和小佳家做客。他坐下来，看到茶几上放着好几大盘零食，有瓜子、怪味豆、泡椒凤爪、脆皮花生、薯片等，就对小明和小佳说："你们正处在长身体的时候，要多吃营养丰富的食品，少吃点零食啊。零食吃多了对身体不好的。"小明很委屈地说："这些零食不是我们吃的，是妈妈吃的！"这时，妈妈很不好意思地说："呵呵，最近我嘴里总感觉有甜甜的味道，去口腔科看过了，没什么问题，所以就买了些口味较重的零食，平时没事的时候就吃些，让嘴巴里有滋有味。"张叔叔说："噢，那你还有什么其他不舒服吗？"妈妈说："没有啊，能吃能睡，胃口特别好。前段时间单位刚组织过体检，一切都挺正常的。"张叔叔警惕地说："那能让我看看你的体检报告吗？"妈妈马上取出来给他看，有些紧张地轻声问："有什么问题吗？"张叔叔审视了体检报告后说："你先别着急，目前来看还不是很严重，只是提示你的身体有了异常，是个信号。"

张叔叔接着说："从我们中医学的角度来讲，人体是一个有机的整体，五味与人体的五脏是相互联系的。比如《黄帝内经》中说：'五味入胃，各归所喜。故酸先入肝，苦先入心，甘先入脾，辛先入肺，咸先入肾。'又说：'心欲苦，肺欲辛，肝欲酸，脾欲甘，肾欲咸。'五味，就是药物和食物的辛、甘、酸、苦、咸5种味。五味与五脏之间有五行配属关系，即酸入肝、苦入心、甘入脾、辛入肺、咸入肾。对于健康人来说，一般情况下口中是没有什么异味的，也没有什么不舒服的感觉。如果口中出现苦、甜、咸、酸、辣、淡等异常味道，而且不是由于口腔问题引起，那就提示可能五脏已经出现了功能障碍。比如，很多经常爱生气的人，肝气郁结、心肝火旺，多感觉口苦；而口中咸味与肾有关，大多是肾阴不足、虚火上浮造成的，有些人还伴有腰膝酸软、头昏耳鸣、五心烦热等症状；口中有辛辣味或舌体有麻辣感多为肺热壅盛或胃火上炎所致，常见于高血压、神经官能症、围绝经期（更年期）综合征及长期低热的人。所以你经常感到口甜，就提示可能脾有问题了。"

"那脾有什么问题呢？"小明妈妈焦急地问。

《黄帝内经》中记载了一种病，叫'脾瘅'，主要症状就是口中甜味。脾瘅就是由于过食肥甘厚味，也就是我们平时吃得比较好，'肥者令人内热，甘者令人中满'，所以体内就产生湿热，湿热困脾，脾的运化功能就受阻，导致五谷精气上泛而口有甜味，所以你现在的表现说明湿热困脾了。《黄帝内经》中指出这种病如果不治疗的话会转为消渴，类似我们现在的糖尿病，而且你说你的胃口特别好，是吧？虽然你目前的体检报告中血糖指标没有异常，但是还是要当心啊！"

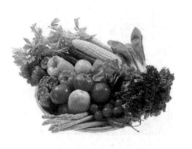

"啊？那怎么办啊？需要怎么治疗啊？"小明妈妈着急地问。张叔叔指出："首先，平时饮食要注意，吃得清淡些，少吃油炸的、甜的食物，多运动，也可以熬些健脾化湿的保健粥喝，或者吃些清热化湿的中药。"小明妈妈长吁一口气，说："原来我口中感觉到甜味说明我体内有问题啊，难怪去口腔科查不出原因呢。我以后一定注意饮食，防微杜渐。"

（赵心华文　谢佳馨图）

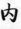

四 体内垃圾要及时排出

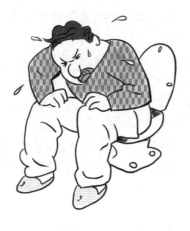

今天是正月初八，妈妈一早就让小明去楼下的药店给爷爷买开塞露，还告诉他如果没有的话就买点番泻叶。原来近一周小明的爷爷便秘很严重，如果不用开塞露三四天都解不出大便，下腹胀满，非常难受。偏偏这几天过春节，药店不开门，家里的开塞露用完了，所以今天一早就让小明赶快去买。

小明买好了药，正巧碰上张叔叔，张叔叔问清事情的缘由和小明一起回了家。

到了小明家，张叔叔先问候了一下大家，然后仔细询问了爷爷最近的一些情况。妈妈说："平时小明爷爷精神很好，每天都出去活动，胃口也特别好。但是过年这几天，我们家里来拜年的亲戚比较多，所以爷爷也就没有出去活动。而且过年嘛，家里换着花样做好吃的。但是爷爷吃得很少，没什么胃口，好像浑身不舒服，最主要的表现是便秘，三四天都解不出大便。听说老年人便秘对身体不好，可把我急坏了，所以让小明去买药。开塞露能解决问题最好，如果不行的话，我还让小明买些番泻叶，双管齐下，总归可以了吧。因为我以前便秘,也是用番泻叶泡水喝解决的。"张叔叔又问爷爷有什么感觉，得知爷爷不仅大便艰涩难出，还有胃胀、不想吃东西、乏力、口干等情况。他再看了看爷爷的舌头，舌苔发黄。张叔叔说："小明爷爷的便秘是由于春节假期缺乏活动、饮食过于肥腻，导致体内胃肠燥热，津液不足造成的。"

　　张叔叔进一步解释道："中医学认为，胃、胆、大肠、小肠、膀胱、三焦六腑是人体的消化和排泄的通道。饮食进入胃肠，经过消化吸收，水谷精华转送到五脏去，再将糟粕排出体外。《黄帝内经》中说：'六府（腑）者，传化物而不藏，故实而不能满。'即指六腑宜暂时充实水谷或水谷糟粕，但不能滞满不行，要保持通畅，所以有'六腑以通为用'、'以降为顺'的说法。六腑通畅是维持水谷正常传化功能的重要条件；不通则是六腑的主要病理特征。如胃不通则食积、胃痛；大小肠不通则便秘、腹痛；膀胱不通则癃闭；胆不通则胆汁郁滞，发为黄疸等。所以六腑的'通'是非常重要的。小明爷爷的这些症状就是由于'不通'导致的。过年这几天缺乏户外活动，使胃肠蠕动减慢，再加上饮食肥甘厚味，又容易产生内热，产生胃肠燥热、津液不足，从而导致便秘。大便不能及时排出，壅滞肠内，自然也就影响胃口，不想吃东西了，而且舌苔发黄，也说明有内热。"

　　"那用开塞露对吗？"妈妈焦急地问。张叔叔说："如果大便几天未解，用开塞露缓解一下是可以的，但是不能经常使用。另外，老年人身体多虚，番泻叶不建议使用。实在不行的话，可以吃点麻仁丸，润肠泻热、行气

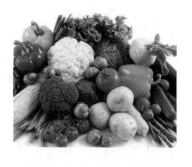

通便，作用没有那么猛烈，老年人可以使用。当然啦，最主要的还是要通过运动和饮食来调理，多吃蔬菜水果，每天保持大便通畅，这样体内的垃圾及时排出了，自然胃口就好了，人也就神清气爽了。"

（赵心华**文**　谢佳馨**图**）

原文赏析

（一）

【原文】

心者，君主之官也，神明①出焉。肺者，相傅②之官，治节③出焉。肝者，将军之官，谋虑出焉。胆者，中正之官④，决断出焉。膻中⑤者，臣使之官，喜乐出焉。脾胃者，仓廪⑥之官，五味出焉。大肠者，传导之官，变化出焉。小肠者，受盛⑦之官，化物出焉。肾者，作强⑧之官，伎巧⑨出焉。

（《素问·灵兰秘典论》）

【注释】

①神明：指心主人的精神意识思维活动。　②相傅：宰相、相国。　③治节：治理调节。比喻肺佐心以调气血、行营卫、治理诸脏的功能。　④中正之官：胆正直刚毅，不偏不倚，故为中正之官。　⑤膻中：指心包络。　⑥仓廪：指储藏粮食的仓库。　⑦受盛(chéng)：接受容纳。　⑧作强：指精力充沛，强于所用，偏指体力。　⑨伎巧：指人的智巧能力。

【析义】

这段原文以古代官制作比喻，非常形象地论述了十二脏腑的主要生理功能及其相互之间的关系，强调了心的主导作用。

君主是古代最高的权利统治者，以君主来比喻心脏，说明心在人的生命活动中占主导地位。因为心为一切精神意识活动的主宰，有协调各脏腑生理活动的作用，所以出"神明"。

相傅之职类似宰相，以相傅指代肺。肺和心皆位居膈上，肺像宰辅一样对心有辅助作用。因为肺主呼吸，主宰一身之气机，它的功能正常则气机通畅，脏腑、营卫气血才会有正常的生理活动。

以将军比喻肝脏非常形象。肝性喜调达舒畅，恶郁滞。肝藏魂，就像将军运筹帷幄一般，深谋远虑，灵性充沛，所以说"谋虑出焉"。另外，将军性多刚强急躁，肝火偏旺之人往往表现为性情急躁易怒。

胆主决断，以中正之官为喻，说明其不偏不倚，可以保持脏器之间的互相协调，维持气血的正常运行。肝胆脏腑上互为表里，肝主谋虑，胆主决断，二者协调，处事才能有胆有识。

膻中为心之包络，如臣使般负责执行君主的各种命令。君主的喜怒哀乐由其传达，所以说"喜乐出焉"。

仓廪是储藏谷米的仓库，以仓廪来指代脾胃储藏和消化食物的功能是很恰当的。饮食进入脾胃后，经过胃的腐熟、消化，再通过脾的运化，将精微物质输送全身，滋养形体。所以"脾胃为后天之本"，即指脾胃是后天营养的源泉。

大肠的主要功能为接受小肠泌别清浊之后的食物废料，适时排出体外，起传导的功能。小肠的主要功能是接受胃腐熟的水谷，再经过泌别清浊的作用，使精华物质营养全身，而将糟粕进一步传输到大肠。

肾属水，藏精主骨，肾精充养骨髓，则筋骨强健。另外，髓通于脑，脑为髓海，故而肾气充盛，髓液充足则聪明而多智巧。

这段原文以古代的官职为喻介绍了各个脏腑的功能特点，说明了其相互之间必须相辅相成。其中尤以君主即心的作用最为重要。

（二）

【原文】

五脏六腑之精气，皆上注于目而为之精①。精之窠②为眼，骨之精为瞳子③，筋之精为黑眼④，血之精为络⑤，其窠气之精为白眼⑥，肌肉之精为约束⑦。

（《灵枢·大惑论》）

【注释】

①精：指视觉。　②精之窠：眼窝是五脏六腑精气汇聚之处。　③骨之精为瞳子：肾的精气表现在瞳孔。骨，指代肾，肾主骨。　④筋之精为黑眼：肝的精气表现在瞳孔外围的眼黑部分。筋，指代肝，因为肝主筋。　⑤血之精为络：心的精气表现在目眦内血络。　⑥气之精为白眼：肺的精气表现在眼白（巩膜）处。　⑦肌肉之精为约束：脾的精气表现在眼睑。约束，指眼睑。

【析义】

本段原文阐述了眼睛与五脏在生理上的密切联系。眼睛所有部分皆分属于五脏，瞳孔属肾，黑眼属肝，血络属心，白眼属肺，上、下眼睑属脾，充分体现出《黄帝内经》中的整体观思想。一只小小的眼睛可以反映整个身体的情况，中医医生可以从眼睛各个部分的微小变化观察到五脏的病变。

5

揭示体质奥秘

一 胖子与瘦子

　　今天，爸爸带小佳到王伯伯家串门。窗外艳阳高照，蝉鸣嘶嘶，小佳坐在王伯伯家的沙发上，望着王伯伯一遍遍地用毛巾抹着汗水，心里很是奇怪，为什么王伯伯家里不开空调呢？王伯伯是爸爸小时候的邻居，今年刚从外地退休回到家乡。他的身材有些肥胖，头发也比较稀疏，但是精神却很好，正跟爸爸回忆着老邻居的旧事，聊得热火朝天。王伯母则静静地陪坐在旁边，不怎么说话，身体瘦弱的她是个很好的"听众"。

　　两小时的拜访时间很快过去，刚走出王伯伯家的大门，小佳就很疑惑地问爸爸："王伯伯为什么这么节约，天气这么热连空调都不开？"

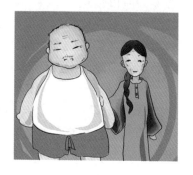

身边的《黄帝内经》

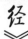

爸爸叹了口气说："不是王伯伯舍不得开空调，是王伯母身体虚弱，吹不得空调。"小佳接口道："是呀，我看王伯母好瘦，王伯伯却很胖，他们的身材怎么会有这么大的差别呢？""你王伯伯以前就喜欢吃肉，而且饭量很大，所以一直挺胖的。听说你王伯母小时候就很瘦，后来身体一直不好，经常生病，所以王伯伯在家里就特别照顾她，宁可自己出汗，也不让她因为吹空调而着凉。"

小佳继续问道："哦，那是不是瘦人的体质就不好，容易怕冷呢？""瘦人也有类别的。"注意养生的爸爸在这方面的知识可不少，"像

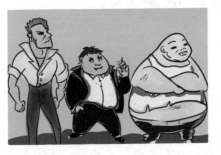

你王伯母这类人，符合《黄帝内经》中所说瘦人'易脱于气，易损于血'的特点。气血不足，所以怕冷，容易生病。还有许多人消瘦，是因为体内水液较少，这些人就表现出阴虚内热的症状，反而怕热。"

"那么，胖人是不是也分几种类型呢？像教我们语文的高老师就很胖，却很怕冷，夏天还穿长袖衣裤呢。"小佳打算打破沙锅问到底了。"是啊，《黄帝内经》中也把胖人分为不同的类型。像你王伯伯这类人，精气充足，体内热盛，所以怕热不怕冷。如果你仔细观察会发现他们皮肤的纹理一般都比较致密。而你们的高老师可能就是另一类胖人了。他们皮肤的纹理比较疏松，容易被风寒侵袭，所以就比较怕冷。"爸爸解释道。

"哦，那爸爸……你算不算胖人呢？"小佳瞅了瞅爸爸的身材，1.75米的个头，80多千克，但给人的感觉却是强壮结实的。爸爸笑了，说："爸爸属于脂人。《黄帝内经》中把胖人分为3类。第一类是膏人，你王伯伯、高老师都

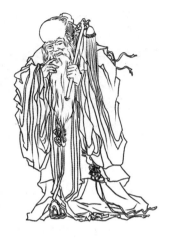

是这类人，'纵腹垂腴'，大腹便便，有脂肪下垂的感觉；第二类是脂人，肌肉丰实，皮下脂肪厚，虽然也超重了，却并不给人肥胖的感觉；第三类是肉人，就是健美选手那样，肌肉结实丰隆，皮肉不相分离。""那一定是肉人最健康了，对不对？"小佳好奇地问。爸爸摇了摇头，说："肉人血多，膏人痰湿盛，气血都不够平衡。中国古人仰慕的得道者，应该是气血和调，与形体相称，所以我们看到古画里的仙人大多是仙风道骨，很少有胖人。"小佳点了点头说："我明白了，气血平衡很重要，不胖不瘦最好。"

（李海峰文　谢佳馨图）

二 林黛玉与张飞

　　林黛玉和张飞怎么被相提并论呢？他们是不同朝代的人物啊！但今天要讨论的问题，却需要将此二人相提并论。你是否发现身边的人，有些人外形粗狂、皮肤粗糙、毛孔粗大，脸黑得像张飞，栉风沐雨对他们好像没有影响；有些人却像林黛玉，皮肤细腻白皙，受些风吹雨淋，就流涕咳嗽。有些人一吃冰激凌就肚痛腹泻，而有些人冬天吃冷饮还一个劲地叫爽快；有些人脸上干干净净，而有些人脸上痘痘却总是冒个不停。中医学认为，这些都是体质差异所致。

　　如同一把种子，洒在同一片土里，可能有的结出硕果，有的颗粒无收。每一个人从出生那一天起，就秉有不同于他人的体质特点。有些人很健康，有些人一出生就带着疾

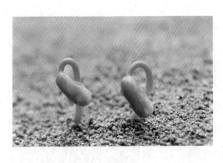

病，甚至身体残疾。这些都源于先天，是父母在孕育我们之时所赋予我们的体质。

人在成长过程中，先天造就的体质不断地发生着改变，并最终形成我们目前的体质状况。生活在乡村，还是城市；爱吃猪肉，还是蔬菜；经常运动，还是宅在家中；早睡早起，还是熬夜晚起，生活中的一点一滴都在渐渐改变着人们的体质。我们看到有些人免疫力非常强，不畏风雨寒暑；有些人肠道功能十分好，寒热不侵；有些人代谢功能很好，阴阳保持平衡，痘痘没机会长出来。每当此时我们不应只简单地羡慕，而是要问一下自己：我做了些什么导致现在的体质？也许有些人是天生丽质，如同唐代诗人张祜所描述的虢国夫人"却嫌脂粉污颜色，淡扫峨眉朝至尊"。但她的美貌还是需要后天的保养，设想虢国夫人也像张飞一样天天出入山林，跃马横刀，那么估计很快也会变成黑脸婆。

每个人的体质不是简简单单的强弱而已。正如《黄帝内经》中所说，一棵树有阴阳两面：向阳的一面，纹理致密，枝干交接之处纹理紧凑，甚至砍伐时会使斧斤缺口；而背阴一面纹理疏松，易于砍斫。每个人都有体质强壮的一面和薄弱的一面。所以我们会看到有些从不感冒的人，却会便秘；有些很能吃的人，却睡不好；有些看上去很有力气的人，却被风一刮就病倒。对每一个希望健康的人来说，

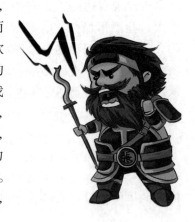

加强体质，最重要的就是了解自己的薄弱环节，从饮食起居各方面来保护身体，以免受到侵袭。

体质形成之后，往往会在皮肤、骨骼、面貌、行动等各方面反映出来，成为我们判断体质状况的重要指征，张飞和林黛玉就是两个典型的例子。《三国演义》中这么形容张飞："身长八尺，豹头环眼，燕颌虎须，声若巨雷。"从对其身高、面貌、声音的描述中，我们都可以看出张飞体格强壮，中气十足。反过来，《红楼梦》中对林黛玉的描述是："两弯似蹙非蹙胃烟眉，一双似喜非喜含露目。态生两靥之愁，娇袭一身之病。泪光点点，娇喘微微。闲静时，如娇花照水；行动处，似弱柳扶风。心较比干多一窍，病如西子胜三分。""娇喘微微"是肺气不足，"颊生红晕"是阴虚，"行动处，似弱柳扶风"，更从动作角度反映了黛玉娇弱的体质。

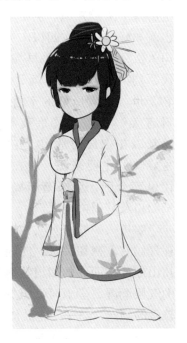

体质往往与人的气质交融在一起，所以张飞一定是性格豪放，而黛玉则是心思细腻。《黄帝内经》中综合了体质与气质特点，用阴阳和五行把人的体质分门别类。根据人的性格、气质我们可以推测其体质状况，也可以从人的体质外形揣测其性情。这其中有着深奥的科学道理，等着我们进一步去探索和追寻。

（李海峰文　谢佳馨图）

三 四川人能吃麻辣的秘密

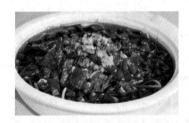

回锅肉、水煮牛肉、辣子鸡，当听到这一道道四川名菜时，我们一定无法忘记那红红的颜色和麻辣的感觉。四川人能吃麻辣、爱吃麻辣尽人皆知，可是为什么同饮一江水的长江下游的江浙沪居民却饮食喜口味清淡，不喜麻辣？

要探究这个问题，一定要读读历史，看看地理，还要了解些中医学知识。从历史上看，辣椒由南美洲进入中国也就 400 多年，在四川广为食用才 200 年左右。此前的四川人并不吃辣。但是早在汉代，蜀人就以"好辛香"闻名于世。蜀人所好的辛香调料有姜、花椒、吴茱萸等，尤其以花椒最为常用。花椒是麻味的主要来源，曾在唐代风靡全国，后来渐渐局限于四川及其周边地区。

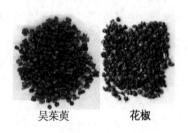

吴茱萸　　　花椒

四川人"好辛香"、"嗜花椒"习俗的形成与四川的地理气候有着密切关系。四周由邛崃山、岷山、大巴山和贵州山地环绕而成的四川盆地集中了四川大多数人口。盆地中气候潮湿，多雨而日照少，这就导致四川人体质有寒湿较盛的倾向，易于产生肢体关节疼痛的风湿性疾病。

中医学认为辛香类药食具有解表、化湿、行气的作用，花椒是其中的代表。成书于 2000 多年前的《神农本草经》中就已经记载了花椒，最初称之为蜀椒，称其有温中下气、治疗寒湿痹痛的作用。四川盆地适合种植花椒，花椒有利于祛寒除湿，四川人对花椒的青睐也就不难理解了。

地处长江下游的江浙沪也属于潮湿性气候，但日照较多，所以阳热过盛。这就容易伤人阴液，也容易产生湿热。因此江浙沪居民的体质常有阴虚和湿热两种倾向。过多食用辛香类的药食，或者加重内热，或者更加伤阴，易于引起便秘、痘疮等上火症状。有鉴于此，当地人渐渐地形成了口味清淡的饮食习惯。

明末清初，辣椒从东南沿海及东北等地，由东向西传遍全国。由于辣椒不仅有辛香的特点，服用后还会产生面红出汗、心跳加速等热性的表现，所以在寒湿较盛的四川等地广受欢迎，在温暖的东部沿海地区却受到了冷遇。

现在，辣味饮食流行全国，但真正能吃辣的地域并没有变，还是四川、湖南、湖北、陕西、贵州、云南、江西等地。这些地区都存在山多、冬季冷湿、日照少、雾气大等地理气候特点。

俗话说："一方水土养一方人。"《黄帝内经》中对此早就有了阐述。比如，"东方之域"是"鱼盐之地，海滨傍水，其民食鱼而嗜咸"，其体质特点为"黑色疏理"，多发病为痈疡，治疗宜用砭石。其他如西、南、北、中各地域，因不同的地理气候环境，造就不同的体质倾向，影响到人们的饮食偏好，从而形成各地互异的多发病和与之相对应的不同的治疗措施。从古至今，虽然时代变迁了，但是中医学"因地制宜"的原则却是一以贯之的。

（李海峰文　谢佳馨图）

四　出汗也有阴阳之分

张医生的邻居黄先生是一名科研工作者，他的太太是家庭主妇。近日两人都出现神疲乏力、出汗多的情况，休息也不能缓解。于是，他们决定向张医生请教。

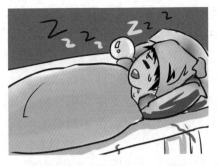

张医生听明来意后，笑着打趣道："果然不是一家人，不进一家门啊！连生病都是相同的症状！"张医生认真地对他们进行望闻问切诊疗，然后开了两张处方。黄先生看后发觉两个人的处方完全不同，就提出了疑问。

张医生对黄先生夫妇解释道："治疗出汗可是有学问的。《黄帝内经》中说：'阳加于阴谓之汗。'阳气可以蒸腾阴液，使阴液气化为汗。在正常的生理情况下，汗液的分泌与人体处于不同功能状态有关。比如，运动、天气酷热、情绪激动、饮酒等，人就会出汗，这是人体调节体温的正常出汗。但是，有些出汗属于病理性的，需要治疗。你看，你是睡眠时候出汗，醒来即止，中医学称之为'盗汗'。而你太太是白天不动也会汗出漉漉，衣服湿透，这种情况中医学称之为'自汗'。你和你太太的出汗是典型的阴虚和阳虚两种类型啊。"

"那为什么我和她一样出汗，类型会不一样呢？"黄先生发挥了刨根问底的科研精神。

张医生分析说："这是你们两人的体质不同导致的。因为你长期劳心费神地研究课题，思虑太过，暗耗心血，心血一亏，阴液也随之减少。你去照照镜子，看看自己的舌头，又红又光，舌苔很少。再看看你自己的脸色，面颊升火。这些都是阴虚火旺的表现。在你睡眠的时候，阳气进入体内运行，但体内的阴气不足，不能制衡阳气，阳气过亢，则蒸腾阴液，就会出汗。人一醒过来呢，阳气自然而然又循行于全身，体表的阳气多了，体内的阳气就少了，体内的阴阳之气相对平衡，汗也就收住了。所以中医学认为，盗汗多由阴虚引起的。而你太太平时就体弱多病，畏寒怕冷，面色晄白，是阳气虚弱的体质。阳气又分为几种，其中有一种称作'卫气'，它具有掌控人体汗孔开合的作用。《黄帝内经》中说:'卫气者，所以温分肉，充皮肤，肥腠理，司开合者也。'现在你的太太阳气虚弱，那么卫气也随之缺乏，开合汗孔的功能就减弱，汗孔只开不闭，汗液就不断地渗出。所以她是阳虚的'自汗'。"

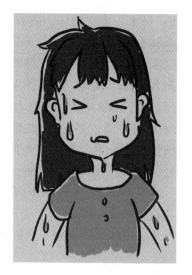

　　说到这里，张医生点拨黄先生:"看到了吗？我们中医学上的出汗也有阴阳之分，不同的出汗要运用不同的治疗方法。阴虚的盗汗要益气养阴敛汗;阳虚的自汗要温阳补气。所以你们两人的用药是不能一样的。这就是中医的辨证论治啊!"

　　黄先生夫妇听完，感慨地说:"原来治疗出汗还有这么大的学问啊!"

（谷　莹文　谢佳馨图）

原 文 赏 析

【原文】

　　黄帝曰:一时遇风，同时得病，其病各异，愿闻其故。少俞曰:善乎哉问! 请论以比匠人。匠人磨斧斤①，砺刀削②，斲③材木。木之阴阳，尚有坚脆④，坚者不入，脆者皮弛⑤，至其交节⑥，而缺斤斧⑦焉。夫一木之中，坚脆不同，坚者则刚，脆者易伤，况其材木之不同，皮之厚薄，汁之多少，而各异耶？夫木之蚤花⑧先生叶者，遇春霜烈风，则花落而叶萎；久曝大旱，则脆木薄皮者，枝条汁少而叶萎；久阴淫雨⑨，则薄皮多汁者，皮溃而漉⑩；卒风暴起，则刚脆之木，枝折杌⑪伤；秋霜疾风，则刚脆之木，根摇而叶落。凡此五者，各有所伤，况于人乎？

　　黄帝曰：以人应木奈何？少俞答曰：木之所伤也，皆伤其枝，枝之刚脆而坚，未成伤也。人之有常病也，亦因其骨节、皮肤、腠理之不坚固者，邪之所舍也，故常为病也。

（《灵枢·五变》）

【注释】

　　①斧斤：统指斧头，古人砍物者称斧，砍木者称斤，斤小于斧。　②砺（lì）刀削：磨刀。砺，磨治。削，书刀，古人用以修改竹简木札。　③斲（zhuó）：砍。　④木之阴阳，尚有坚脆：树的向阳面，纹理致密而坚硬；树的阴面，即背阳面，纹理稀疏而易断碎。　⑤坚者不入，脆者皮弛：树的阳面，坚硬而刀斧不能砍入；树的阴面，柔脆而树皮易散裂脱落。弛，毁坏脱落。　⑥交节：树木枝干交接处。⑦缺斧斤：使斧头缺损。　⑧蚤花：早开花。蚤，通"早"。⑨淫雨：久雨。　⑩皮溃而漉：树皮溃破而汁液渗出。⑪杌（wù）：无枝的树木。

【析义】

　　本段原文非常形象地以树木为比喻阐述了不同体质对发病的影响。黄帝问同时遇邪得病而病情各异是什么原因，少俞以树木为喻作答。一棵树有坚脆不同，不同的树木树皮的厚薄与汁液多少各不相同，何况不同气候对不同材质的影响各异。以此说明体质不同发病情况也各不相同。

少俞以树喻人，层层推进，形象地说明体质差异对发病的影响。首先，他以木匠伐木为例。在砍斫树木时，虽然刀斧磨砺得十分锋利，但由于树木向阳面与背阳面的材质不同而效果迥异。向阳面质地坚硬，刀斧难入；背阳面质地柔脆，容易砍斫，且树皮在砍斫时往往碎裂脱落；如果刀斧砍在树木的交节处，则容易缺损。在人体也是这样，有些人因为关节、皮肤、腠理不坚固，所以容易被邪气侵袭，在这些部位产生病变。少俞继之以树木材质、树皮厚薄和树的汁液多少不同为喻解答了黄帝"同时得病，其病各异"的问题。

然后，少俞仍以树木为喻，进一步分析同一外邪对不同体质的影响亦不相同。开花生叶早者，如果遇上春天的霜冻大风，就容易花落叶萎；在烈日久旱的年月，材质比较疏松、树皮较薄者，枝条的汁液就会缺少，树叶容易枯萎；但如果遇到阴雨连绵的日子，皮薄多汁的树木就容易皮破汁漏；突然的暴风，容易使刚脆的树木枝干折断；秋天的寒霜和疾风，会使刚脆树木的树根摇动、纷繁叶落。这是一年四季不同的气候变化对不同材质树木的影响各不相同，更何况侵袭人体产生疾病的邪气千变万化，而人的体质又各不相同。

最后，黄帝"以人应木奈何"的问句点明上述比喻的主旨是借树喻人。少俞的答语则更为明确地指出体质虚弱者易生病，由于其论述的重点偏于形质的差异，所以称为"因形而生病"。

本篇对体质发病的论述，比喻十分贴切，分析非常精辟，是后人研习《黄帝内经》体质学说的经典篇章。

6

生病起因于过用

一 网络游戏引发的悲剧

"滴哩，滴哩……"随着一路上一声声凄厉的警报声划破夜空，一辆救护车驶到人民医院的急诊室。从车上抬下一名昏迷不醒的年龄大约 10 多岁的少年。人们纷纷猜测这少年到底怎么了。不多久，急救室里传来了哭声，这名少年因为抢救无效死亡。不一会儿，消息灵通的媒体记者赶到医院，围住了医生和孩子的家人进行采访。

小明因为感冒在医院候诊，亲眼看到这阵势，吓得紧紧拉着爸爸的手，怯怯地问爸爸："他怎么会死了？"爸爸说："别怕，他可能病情特别危重。"

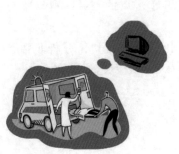

第二天，电台、报纸都报道了这个事件。原来，这个孩子自从去年初中毕业后，

因为成绩不佳，没考上高中，辍学在家，参加工作又年龄太小，家长因为工作忙也没时间照看，这孩子就天天把自己关在家里玩网络游戏，整天整夜地玩，睡眠时间很少。最近两三个月经常不吃饭，连菜汤都懒得喝。这天妈妈下班很晚，家里非常安静，她推开房间门，发现儿子趴在电脑桌前"睡着"了，头埋在胳膊里。她拽开儿子的胳膊，看见儿子脸色煞白，皮肤冰冷，于是赶紧拨打120把儿子送去医院抢救。但儿子还是没抢救过来。据医生介绍，孩子由于过度玩网络游戏，长期得不到休息，造成心脏功能紊乱，引起冠状动脉痉挛。同时，过度疲劳也使全身的血液循环系统发生相当大的变化，心脏负荷进一步加重，最终导致心力衰竭等，引发心脏性猝死。

看完新闻报道，小明对爸爸说："玩游戏怎么有这样大的危害啊！不是亲眼所见，我还真不会相信呢！"

"这是非常极端的例子。"爸爸说，"他沉迷于网络游戏中不能自拔，晨昏颠倒、三餐不继的生活，严重违反了中医养生所追求的'起居有常'的原则，打破了生活的规律性，身体过度透支，这才导致悲剧发生啊！"

"那怎样的生活是有规律的呢？"小明问。

"从养生角度讲，就是要建立一套符合生理需求的作息制度，并养成按时作息的良好习惯。"爸爸说，"《黄帝内经》中说：'阳气者，一日而主外，平旦人气生，日中而阳气隆，日西而阳气已虚，气门乃闭。是故暮而收拒，无扰筋骨，无见雾露，反此三时，形乃困薄。'说的就是人体的阳气随着自然界阳气的变化而发生昼夜节律性的变化。虽然这些变化人体自

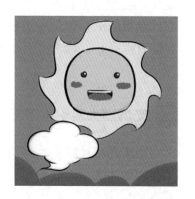

身感觉不到，但却是一系列生理变化的关键所在。例如，人的体温一日之中有变化，健康人的体温最高值和最低值在 24 小时之内可有 1℃左右的变化。清晨人体温度最低，黄昏最高。再如血压、血液中的白细胞数目、血糖指标、排尿量、尿中代谢物质等都表现出昼夜变化的规律。大脑和身体的其他各种器官都表现出各自的功能节律。科学家们坚信，人体中的任何一种化学变化和物理变化都具有节律性。"爸爸继续说："中医学认为，人要随着阳气的变化日出而作，日落而息。如果违反了这些规律就容易得病。我们的祖先真了不起，很早就发现了这些规律。所以，你

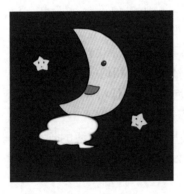

要注意，一定要养成良好的生活习惯，不要让游戏干扰了你的生活。"

"可是，游戏很好玩，我和同学们都喜欢玩。游戏开发出来不就是让人们玩的吗？"小明不解地问。

"游戏是有趣，但一定要有所节制。《黄帝内经》强调'生病起于过用'。在生活中，做任何事情都不能走极端，尤其是中小学生，学习任务很重，不要把精力放到网络游戏中。在学习完成之余玩玩游戏还是可以的，但是一定不能太过。这次你看到的就是生命的教训啊！"爸爸语重心长地说。

（邹纯朴文　曹潇月图）

二 喝啤酒大赛引来了救护车

　　小明和小佳跟爸爸一起在家看电视。电视上，某国一年一度的啤酒节又开始了。今年的啤酒节格外热闹，啤酒

节上少不了的一项节目就是喝啤酒大赛，各个国家的选手都跃跃欲试，想获得冠军，得到展台上最新式的名牌跑车。

比赛要求选手在 10 分钟内喝下放在面前的啤酒，喝得最多的人获胜。比赛开始了，在观众的热情助威下，比赛很快进入白热化状态。选手面前的空酒杯很快堆积如山。渐渐地，有的选手撑不住了，开始一个个退出比赛，台上只剩下 3 名选手，他们都是赛前媒体评论的夺冠热门选手。随着一杯杯啤酒下肚，3 名选手的动作也变得生硬迟缓了。这时，悲剧发生了：其中一名选手突然倒地，昏迷不醒，并开始呕吐、抽搐。举办方急忙叫来了救护车，救护车载着这名选手呼啸而去……

电视中传来了主持人的画外音，这名选手最终不治身亡。

看到这则新闻，小明的小脑袋又开始转动了。"啤酒是很多大人喜欢喝的饮品，为什么有如此致命的危害呢？既然有危害，为什么还要喝呢？国家应该禁止生产才对啊！"小明把这个疑问跟爸爸说了。爸爸微笑着表扬道："你很善于思考，很好！凡事要多问几个为什么，并想办法解决它，这样你才能懂得更多。"

爸爸解释道："啤酒是一种含有丰富营养成分的饮料，俗称'液体面包'。在聚餐时喝点啤酒既可以佐餐，还可以助兴。啤酒含大量维生素 B 族，如维生素 B_2、维生素 B_{12}。维生素 B_2 对保护视力、

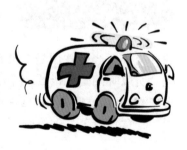

防治口唇炎有重要作用。维生素 B_{12} 对治疗贫血和调节大脑神经的代谢功能有一定好处。此外，啤酒对于缓解精神上的紧张感具有一定效果。所以，啤酒不仅是单纯的饮品，而且还被认为是有保健功能的营养品。"

"既然喝啤酒有这么多好处，为什么有人喝了还会中毒死亡呢？"小佳不解地问。

"啤酒虽然对人体有益，但啤酒毕竟是酒精饮料，啤酒喝得太多，酒精在体内蓄积过多，就会发生中毒反应。《黄帝内经》告诉我们'饮食自倍，肠胃乃伤'，意思是如果暴饮暴食，会引起肠胃功能紊乱，损伤身体。所以，生活中一定不要见到好吃的东西就拼命地吃。《黄帝内经》之后有一本养生著作——《抱朴子》，其中也谈到：'不饥勿强食，不渴勿强饮；不饥强食则脾劳，不渴强饮则胃胀。'

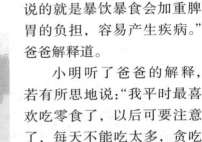

说的就是暴饮暴食会加重脾胃的负担，容易产生疾病。"爸爸解释道。

小明听了爸爸的解释，若有所思地说："我平时最喜欢吃零食了，以后可要注意了，每天不能吃太多，贪吃会影响健康啊！我也要把这些知识告诉身边的小朋友，让他们也懂得这个道理。"

爸爸高兴地说："你懂了吧，啤酒是人类发明的很好的饮料，适当地饮用是对健康有帮助的，喝得太多才有害呢。所以啤酒是无错的，错的是喝的人自己没有把握好量。喝啤酒如此，吃喝其他的食物也是如此，这就是《黄帝内经》说的'食饮有节'的原则。"

（邹纯朴文　曹潇月　谢佳馨图）

三　食肉男生的烦恼

啊！又长胖了，小明的同学，人称"食肉男生"的小海一边看着便携式体重秤上指针所指的那令人沮丧的数字，一边不自禁地啃了一口手里的鸡腿。看着自己肥胖的身材，小海很无奈。他想，这一年来怎么不知不觉又胖了好几千克？自己没什么爱好啊，就是胃口特好！而且特别喜欢吃肉。不就是多吃几口肉吗？怎么能胖成这个样子呢？人们常说，一定要多吃肉，这样才能身体好，个子高。但他没感觉自己身体好，不但总是爱感冒，而且动一动就气喘。这不，前几天学校体育课测试百米跑，自己拼命跑，还是倒数第一，拖了全班的后腿，害得好多同学向自己瞪眼睛。小海越想越难过，于是问妈妈："为什么我会这么胖？"

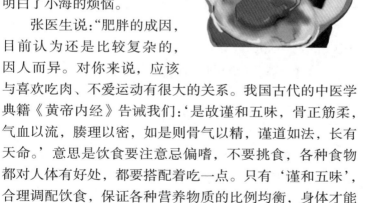

妈妈也不知道是怎么回事啊，看着儿子肥胖的身材，也觉得不对劲儿，还是问问医生吧。妈妈在一个周末，带着小海来到了一家有名的中医院，接待他们的是笑容可掬的张医生。听了小海的诉说，张医生笑着点点头，明白了小海的烦恼。

张医生说："肥胖的成因，目前认为还是比较复杂的，因人而异。对你来说，应该与喜欢吃肉、不爱运动有很大的关系。我国古代的中医学典籍《黄帝内经》告诫我们：'是故谨和五味，骨正筋柔，气血以流，腠理以密，如是则骨气以精，谨道如法，长有天命。'意思是饮食要注意忌偏嗜，不要挑食，各种食物都对人体有好处，都要搭配着吃一点。只有'谨和五味'，合理调配饮食，保证各种营养物质的比例均衡，身体才能健康。"

"我经常感冒也和吃肉有关系吗？"小海疑惑地问。

"当然。因为你只喜欢吃肉，不愿意吃其他的食物，身体缺少其他必需的营养成分，免疫力下降了，就容易患感冒。"张医生解释道。

"我就是不愿意吃那些蔬菜，怎么办呢？"小海皱着眉头说。

"肉吃太多不但是易患感冒的原因之一，而且还会引起很多更可怕的疾病。这一点你知道吗？"张医生没有直接回答小海的问题，反而提出了一个问题。

小海不置可否地摇摇头。

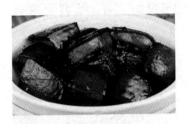

"中医学称肉类食物为'膏粱厚味'。肉吃多了，脾胃积热，热毒内生，可患疮疡疔毒，正如《黄帝内经》中所讲的'高粱之变，足生大丁'。还有消渴病也是因为过食'膏粱厚味'造成的。因为'必数食甘美而多肥也，肥者令人内热，甘者令人中满'。中医学指的消渴病与现代医学中的糖尿病很相似。"张医生说。

"我知道糖尿病。"小海忐忑地说，"隔壁丁阿婆就是得的糖尿病。现在眼睛都看不见东西了，不久前还晕倒过一次，真吓人啊！"

"是啊，这些疾病的危害实在是太大了，所以为了健康，你一定要少吃肉，多吃蔬菜和水果，慢慢养成良好的饮食习惯，再加上适度的锻炼，一定会变成一个健康的你。"张医生鼓励他。

"好！我一定听您的话。那就请您帮我制订一份减肥计划吧。"小海恳切地提出。张医生和妈妈都欣慰地笑了。

（邹纯朴**文** 曹满月**图**）

四 废寝忘食的考试周

考试周结束了！小明和小佳的表哥王涛总算松了一口气。读大学一年级的王涛参加了好几个社团活动，虽然极大地锻炼了自己的组织能力和社交能力，但却占用了大量课余时间。这不，直到考试周临近了，才开始5门课程的复习。为了考试能顺利过关，王涛真是废寝忘食，每天只睡三四个小时，饿了啃一口从食堂买回的馒头或面包，学得昏天黑地。

总算把5门考试应付过去了，但是又有麻烦接踵而来。这几天，王涛莫名其妙地出现腹部隐隐作痛，大便像水一样，不想吃饭，吃一点饭胃里就有胀胀的感觉，十分不舒服；整天感觉困乏，但夜晚又睡不着，迷迷糊糊地总做梦，梦境中还在做复习题。好在现在是假期，王涛就待在家里休息。妈妈看到王涛这个样子，很心疼，就建议一起去附近的中医院看看。接诊他们的是中医界小有名气的张医生。听完王涛的发病过程，张医生说："孩子，你这个病是思虑过度造成的。此为心脾两虚之证。《黄帝内经》认为，思虑太过最易损伤心脾二脏。思则伤脾，脾虚不能运化水谷，所以出现腹泻腹痛；心主神明，久思则阴血暗耗，心血不足故失眠多梦。这是'生病起于过用'啊。"

"张医生，什么叫'生病起于过用'啊？"王涛好奇地问。

"'过'，就是过度、超过的意思。劳倦、劳力、劳心，皆可超过人的生理承受的限度。《黄帝内经》中说：'久视伤血，久卧伤气，久坐伤肉，

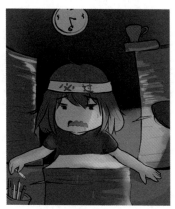

久立伤骨，久行伤筋'皆是'生病起于过用'的体现。当下很多人不注意养生，行为超越身体极限而引发疾病，甚至'过劳死'，这与当今快节奏的生活方式有很大关系。"张医生继续解释道："除此之外，'生病起于过用'还包括情志太过等。'喜、怒、忧、思、悲、恐、惊'是人所应有的精神意识对外界事物的反应，如果在正常限度内，并不会致病。但当情志波动过于激烈、大起大落或持续太久，则会内耗精气，扰乱气机，影响脏腑功能，导致机体功能紊乱而致病。"

听了张医生的话，妈妈担心地说："孩子上大学后开始住校，我不能及时关心和提醒他。他的病严重吗？"

"这个病好在你们及时就医，如果这种状态持续下去可能就变得复杂了。我开几副中药给他服用，很快就会好的。"

"张医生，谢谢您！有了这次让我这么难受的教训，以后我再也不搞考试突击复习了。"王涛不无感慨地下决心。

"是啊，你们年轻人千万不要自恃身体好就任意挥霍，不知节制，否则日久成疾，后悔莫及啊！"张医生语重心长地说。接着他又建议："如果时间允许的话，可以学点中医知识，俗话说'秀才学医，笼中捉鸡'，这对你们来讲，应该不难。学点中医知识，对自己、对周围的人都有帮助。中医学是中国传统文化的一部分，学点中医知识，也是更好地继承和弘扬中国传统文化啊。"

（邹纯朴文　谢佳馨图）

原文赏析

（一）

【原文】

五劳①所伤：久视伤血，久卧伤气，久坐伤肉，久立伤骨，久行伤筋，是谓五劳所伤。

（《素问·宣明五气篇》）

【注释】

①劳：过度疲劳。

【析义】

本段原文展示出5种过度运用身体某个部位的功能，久之疲劳太过，必各有其所伤对象。长时间用眼，劳心而伤血。长时间躺在床上，则劳肺而伤气，因为肺主气。长时间久坐着不动，则劳脾而伤肉，因为脾主肌肉。长时间站立，则劳肾而伤骨，因为肾主骨之故。长时间行走，则伤肝，因为肝主筋也。所以从表面看似乎仅仅是局部的损伤，实则已经伤及五脏精气。由此告诫人们，人体的五脏功能不宜过度消耗，否则必然会导致相应脏器的功能损伤致病或衰弱。

（二）

【原文】

诊病之道，观人勇怯①，骨肉皮肤，能知其情，以为诊法也。故饮食饱甚，汗出于胃；惊而夺精②，汗出于心；持重远行，汗出于肾；疾走恐惧，汗出于肝；摇体劳苦，汗出于脾。故春秋冬夏，四时阴阳，生病起于过用，此为常也。

（《素问·经脉别论》）

【注释】

①勇怯:在此处有体质强弱之意。　②惊而夺精:猝然大惊使得心神骤乱。精,在此指心神。

【析义】

本段原文只以汗出为例,说明在春、夏、秋、冬四季阴阳变化之中,汗出多是由于体力、饮食、劳累、精神、情绪等因素过度刺激导致的。更何况生病呢?由此得出结论,一般而言,生病就是由于人们不顾自身的生理限度,过度地消耗身体的五脏功能而引发的。

7

邪之所凑，其气必虚

一 人为什么会生病

小明最要好的同学陈寅今天又没来上课。原来他又生病了！陈寅隔三岔五地生病，小明真是搞不明白了，为什么全班那么多同学身体都是好好的，偏偏陈寅就经常生病呢？

趁张叔叔今天来家里做客的机会，小明就提出了这个疑问。张叔叔笑了："你这小脑瓜想的问题可真多！疾病的研究可是一门大学问，我就简单给你讲讲吧。"

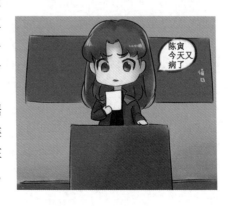

张叔叔解释道："据说，疾病的历史比人类的历史还要悠久，早在我们的祖先出现之前，

疾病就已经存在了。古人对疾病的发生原因也进行了很多思考。古老的《黄帝内经》认为，人体之所以生病，有两大基本因素：一是内部因素，二是外部因素。内部因素，是指人体自身的生理功能发生了异常；外部因素，就是各种不良刺激，损害了身体健康。《黄帝内经》中有句名言：'正气存内，邪不可干。'"

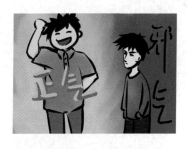

"所谓'正气'，是指人体对外界环境的适应能力、抗邪能力以及康复能力；所谓'邪气'，是指破坏机体健康，引起疾病的因素。所以正气和邪气是针锋相对的，就像两军打仗一样，一个代表正义的一方，一个代表邪恶的一方。邪气侵入人体是发生疾病的重要条件。比如，气温变化如'过山车'，忽冷忽热，有一部分人生病了，但为什么还有许多人不生病呢？关键是要看人体内的'正气'强不强。《黄帝内经》中说：'猝然逢疾风暴雨而不病者，盖无虚，故邪不能独伤人。'说明身体正气强盛，则能够抗邪，就不生病。反之，疾风暴雨等邪气侵袭人体，扰动正气，引起邪正交争，而正气相对较弱，邪气的力量较强，机体就产生一系列病理反应，于是发热、咽喉疼痛、咳嗽、全身酸痛无力、没有食欲等都表现出来了，就生病了。有时甚至遇到特别强盛的邪气，来势凶猛，人体正气无法抵抗，邪气就会直接侵犯到五脏六腑，人会突然生病，甚至马上就会生命垂危，如一些急性传染病，包括乙型脑炎、非典型性肺炎、流行性感冒等。《黄帝内经》中'以身之虚而逢天之虚，两虚相感，其气至骨，入则伤五脏'说的就是这个道理。讲到这里，你应该明白疾病发生的原因了吧？"张叔叔说。

"我明白了。陈寅经常生病有两个原因，一个原因是他感受了致病的邪气，另一个原因是他自身的抗病能力弱。哦，他看上去很瘦弱，原来是与他体内的正气不足有关啊！"

（邹纯朴文　谢佳馨图）

二　父母牵挂为哪般

一天，张医生像往常一样在门诊给患者看病，一对夫妇领着一个男孩来到诊室。原来，这是小明的好朋友陈寅和他的父母。

陈寅整天病怏怏的，老让爸爸妈妈操心，总担心孩子的身体。再说，生病会耽误上学，没法专心学习，虽然有小明帮助补习，但成绩毕竟受到影响。陈寅的爸爸妈妈听说张医生是挺有名气的中医医生，就陪陈寅来请张医生给他调理一下身体。

"医生，您看看他为什么总是生病？只要天气稍有变化，他就会感冒，我们都为他担心死了！看看同学小明，就很少生病，身体棒得很！您说他们两个怎么这么不一样呢？"陈寅的妈妈快言快语地问道。

张医生早就从小明那里了解了陈寅的一些情况，再经过对陈寅的进一步检查，很有把握地说："他这是正气不足造成的。你看，孩子的身上经常出汗，汗孔大开，就容易感受风寒，这也是正气不足的表现，中医叫'虚人外感'。这种情况需要经过日常正确

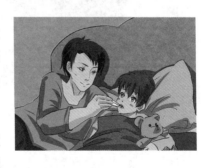

的饮食起居，再加上必要的药物调养才能慢慢恢复啊。"

看着一家人疑惑的目光，张医生接着说："虽然人生病

跟外界的各种致病因素有关，但在绝大多数情况下，人体正气的强弱是发病的决定性因素，起着主导作用。《黄帝内经》中说：'邪之所凑，其气必虚。'陈寅之所以经常生病，是他的抗病能力太弱，无法适应气候环境的急剧变化，所以，我们的治疗就要从补益正气入手。"

"我们平时需要注意什么呢？"陈寅的爸爸关切地问道。

"人体正气的强弱不仅与年龄、性别有关，还与先天体质和生活方式有关。对小孩子来说，尤其要注意饮食和起居，比如尽量少喝冰镇饮料和膨化食品，衣物增减要适度。当然，适当的锻炼也是需要的。"张医生回答。

"您说得真对！陈寅是早产儿，才7个月大就出生了，当时体重只有2千克。我们抚养这个孩子真不容易，所以，有时候孩子的一些要求就不忍拒绝。比如，他特别喜欢吃冰淇淋、饮料和膨化食品，我们只好由着他。"陈寅的妈妈说。

中国居民平衡膳食宝塔

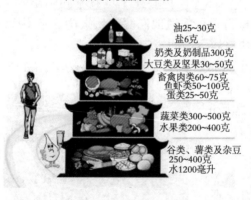

油25~30克
盐6克
奶类及奶制品300克
大豆类及坚果30~50克
畜禽肉类60~75克
鱼虾类50~100克
蛋类25~50克
蔬菜类300~500克
水果类200~400克
谷类、薯类及杂豆250~400克
水1200毫升

"早产儿有先天不足，这样的孩子对外界环境的适应能力本身就差，所以对邪气的抵御能力也差。冰淇淋、饮料、膨化食品非常容易损伤孩子的脾胃功能，影响脾胃对食物的消化、吸收能力，时间久了就会造成孩子的营养不良。这就导致了后天失调。现在陈寅是先天不足和后天失调两者相互作用，所以他的正气显然就严重缺乏了。你们家长一定要更加用心地为他调理才行啊！"张医生诚恳地说。

"是啊，我们因为文化水平低，不太懂健康知识，只是觉得孩子能多吃些就好，不知道有些食品是不健康的啊。以后还真得多多请教您呢！"陈寅的爸爸有点惭愧地说。

"好啊！你们也不要太担心，现在我给他开一些中药，回去按时给他服用。按照我说的方法，吃一些有营养的食品，再加上适当的体育运动，孩子的体质一定会慢慢好起来的。"张医生一边安慰他们一边开出了一张处方。

（邹纯朴**文** 谢佳馨**图**）

三 梅雨季节谨防湿

每年的初夏，在我国的江淮流域一带会出现一段持续时间较长的阴沉多雨天气，此时正值江南梅子黄熟之时，故亦称"梅雨季节"。梅雨季节在中国史籍中记载较多，如《初学记》引南朝梁元帝《纂要》中的"梅熟而雨曰梅雨"和唐代诗人柳宗元《梅雨》中的"梅实迎时雨，苍茫值晚春"。梅雨季节开始的第一天称为"入梅"，结束的一天称为"出梅"。入梅一般在 6 月 6~15 日之间，出梅在 7 月 8~19 日之间。

由于这一时段的空气相对湿度很大，物品极易因潮霉烂，故人们给梅雨起了一个别名，叫做"霉雨"。明代谢在杭的《五杂炬·天部一》中记述："江南每岁三四月，苦霪雨不止，百物霉腐，俗谓之梅雨，盖当梅子青黄时也。自徐淮而北则春夏常旱，至六七月之交，愁霖雨不止，物始霉焉。"明代杰出的医学家李时珍在《本草纲目》中更明确地指出："梅雨，或作霉雨，言其沾衣及物，皆出黑霉也。"

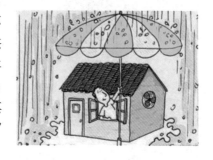

连续的阴雨天气，高湿度的沉闷空气会让人感觉很不舒服。一进入这样的天气，很多人表现为情绪低落、爱发脾气，总觉得诸事不顺，认为人人都和自己作对，甚至做出偏激、极端的事情。这时人们的心情也像晒不干的衣服一样跟着发霉了！梅雨季节不但影响人的心情，还容易造成人的生理变化，感到身体不适，甚至生病。中医学认为，这是因为梅雨季节常常伴随着一种致病邪气——湿邪而引起的。

那么，感受湿邪后人会有什么情况发生呢？我们就要从湿的致病特点来认识它。

首先，湿邪侵犯人体，人会感觉酸楚、沉重。《黄帝内经》中说："因于湿，首如裹。"意思是说，人感触湿邪，头会感到很沉重，就像头上戴了一顶又大又重的帽子一样不舒服，还伴有四肢、腰部等部位的沉重感。东汉医学家张仲景在《金匮要略》中形象地描述为"腰重如带五千钱"。古代的钱币都是铜做的，五千铜钱缠在腰带上可是不轻啊！

"湿"的另一个特点是黏滞不爽。常见口中黏腻不舒、汗出不畅、大便溏薄等症状。还有，湿邪侵犯人体，病情缠绵难愈，治疗时间较长，并易反复发作，多呈慢性化倾向。湿邪还能导致患者出现小便不通、身体水肿等。因此，《黄帝内经》中说："湿胜则濡泻，甚则水闭浮肿。"

在潮湿闷热的梅雨季节，人们还经常患痤疮、痘疹、

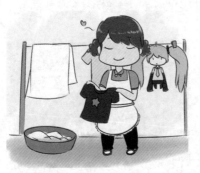

痱子等皮肤病，不但影响美观，而且痛痒难忍。《黄帝内经》中将其描述为"汗出见湿，乃生痤痱"。

湿邪致病还有很多表现，这里就不再一一叙述了。总之，在梅雨季节，湿气很重，要注意防范。

那么，怎么防止被湿邪所伤呢？

　　首先，我们要注意避免居住环境的潮湿。天气晴朗时应常晾晒衣被，勤换洗衣物，避免淋雨。其次，可服用一些化湿的食物或药物，以祛除体内湿气，如薏苡仁、怀山药、白扁豆、莲子、冬瓜、赤小豆等。如果湿邪引起发病，可根据需要，选用藿香正气丸等芳香化湿的中药服用。

（邹纯朴文　谢佳馨图）

四 请关注天气预报

　　一周的学习结束了，又迎来了周末，可以好好放松一下了！吃完晚饭，小佳坐到沙发上，打开电视，准备收看她喜欢的电视剧《课间好时光》。哎，来早了！电视上正在播出全国各地的天气预报，看着画面上枯燥的数字，小佳嘟囔了一句："每天都报天气预报，谁看呢！真无聊！"

　　爸爸听到小佳的抱怨，走过来插了一句："你不要小看这天气预报，它不但告诉我们明天及近日的天气情况，减少自然灾害给人们带来的损失，而且它给我们带来了健康呢！"

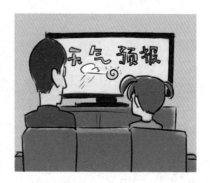

　　"天气预报能带给我们健康？真是奇怪的说法！"小佳说。

　　爸爸是铁杆中医学"粉丝"，对养生保健总能提出很多独特的观点。"一点也不奇怪啊！我们古人很早就认识到天气变化与人的健康存在着密切的关系。如《黄帝内经》中说：'天有四时五行，以生长收藏，以生寒暑燥湿风。阴阳四时者，万物之终始也，死生之本也，逆之则灾害生，从之则苛疾不起。'意思是说，天有季节的变化，万物才能自由生长；天也有寒暑燥湿风等气候差异，人要顺应这些变化，才能做到身体健康，不生疾病。如果天气预报中出现如暴雨、狂风、冰雹、大雪等特别异常的天气变化，我们要及时预防，带上防护用具，这就是顺应自然。我比较重视这些预报信息，但也有很多人会忽视天气预报中气温信息带给我们的提示作用。"爸爸说。

"气温有什么提示作用呢？"小佳听了爸爸的解释，越来越感兴趣，禁不住追问。

爸爸解释道："比如，气温偏低时，如果不注意预防，人就容易感受寒邪。因为寒冷属于阴邪，它的特点是最易损伤人的阳气。《黄帝内经》将之称为'阴胜则阳病'。人感受了寒邪会出现恶寒怕冷、手脚冰凉、皮肤青紫，甚至生冻疮、大便稀薄、小便多而清长等，这些都是伤阳的表现。寒邪伤人的另一个特点是疼痛特别厉害。因为寒邪的性质是'收引'的，常常引起人体气血津液的阻滞——'不通则痛'。正如《黄帝内经》中所说，寒气'客于脉内则气不通，故卒然而痛'。还说'痛者，寒气多也，有寒故痛也'。所以受凉后会有头痛、胸痛、腹痛、关节痛等。此外，寒邪还能导致皮肤毛孔闭塞，不易出汗，因筋脉拘挛而出现抽筋、关节伸缩不利等症状。"

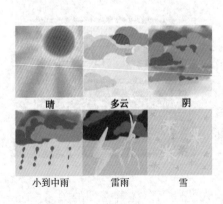

晴　　　多云　　　阴

小到中雨　　雷雨　　雪

爸爸继续解释："反过来，如果气温偏高，人就会感到炎热，如果不注意预防，就容易感受热邪。在盛夏高温季节，人的体表温度随着气温的升高而上升，但又通过加快呼吸、体表血管扩张充盈、汗孔张开出汗而散热，以此调节体温。正如《黄帝内经》中所说'天暑衣厚则腠理开，故汗出。'如若气温升高的幅度超过了人体调节能力时，就会有发热、面赤、胸闷、呼吸急促、倦怠乏力、身重呕恶、大量出汗、口渴、尿少色黄甚至无尿，常伴有头晕、头痛、疲乏无力，严重时会有意识模糊、昏迷、抽搐等中暑的临床症状。故《黄帝内经》说：'气虚身热，得之伤暑。'如果平时注意收听天气预报，遇到极寒或极热的天气情况，及时采取预防措施，就不会发生这些可怕的疾病了。"

"天气预报原来有这么大的作用，看来我太小看它了。以后我一定注意收听收看天气预报！"小佳由衷地说。

（邹纯朴**文**　谢佳馨**图**）

原 文 赏 析

（一）

【原文】

风雨寒热，不得虚邪，不能独伤人。卒然逢疾风暴雨而不病者，盖无虚，故邪不能独伤人。此必因虚邪之风，与其身形，两虚[①]相得，乃客其形，两实[②]相逢，众人肉坚。其中于虚邪也，因于天时，与其身形，参以虚实[③]，大病乃成。

【注释】

①两虚：指外界的虚邪与人体的正气虚弱。　②两实：指自然气候正常（实风）和人体正气充实。　③参以虚实：正气虚与邪气盛实二者相合。虚，正气虚；实，邪气盛实。

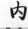

【析义】

本段原文阐述外感病的发病机制，强调正气在发病中的重要性，并从以下 3 个层次论述外感病的发病机制。

"风雨寒热"是为一般的气候变化，非致病性的虚邪，人体正气盛实，故不会发病，此其一。猝然感受疾风暴雨等虚邪，致病因素强烈，但正气不虚，也不会发病。"邪不能独伤人"，说明虚邪只是发病的条件，而不是发病的决定因素，此其二。当外界的虚邪与人体的正气虚弱二者相逢，既有外因，又有内因，正气不能胜邪气，人体才会发病，故曰"两虚相得，乃客其形"，此其三。由此可见，正气的强弱是疾病发生与否的关键。

（二）

【原文】

五疫①之至，皆相染易②，正气存内，邪不可干，避其毒气。

（《素问·刺法论》）

【注释】

①五疫：木、火、土、金、水等 5 种疫病。 ②皆相染易：都具有互相传染、蔓延的特点。染，传染；易，蔓延。

【析义】

本句原文描写了疫病暴发时的特点，说明疫病的传染性极强。此时既要保护自身的正气，因为这是能够抵御疫邪的强大力量，又要做到"避其毒气"，切不可自视身体强壮，不采取任何防疫措施。

8

情志不可过激

一 奥巴马来了，是喜还是悲

2012 年 7 月美国总统竞选期间，在任总统贝克拉·奥巴马为大选拉票，与选民互动，试图展现其亲民的一面。有一天，他来到俄亥俄州的一家肯德基餐馆吃早餐，恰巧这家餐馆的老板娘哈里斯是他的超级粉丝。70 岁的哈里斯想不到总统会光顾她的这家小餐馆，心情非常激动，简直是"欣喜若狂"。她热情地

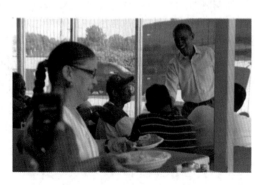

拥抱了奥巴马，并和家人一道与奥巴马合了影。然而，在奥巴马离开后不久，意想不到的事情发生了。哈里斯感到

《黄帝内经》

疲劳和心脏疼痛，被紧急送往当地一所医院救治，然而中午时就不幸不治身亡了。

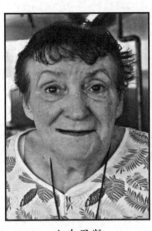

▲哈里斯

总统造访本来是件很开心的事，结果却酿成一场悲剧，是什么原因造成的呢？这就要从中医学对情志的认识谈起了。中医学认为，情志变化主要有7个方面，即喜、怒、忧、思、悲、恐、惊，也就是人的7种精神状态，又称为七情。七情是人体对客观事物的不同情绪反应，在正常的情况下，一般不会使人致病。只有突然、强烈或长期持久的情志刺激，超过了人体本身的正常生理活动范围，使人体气机紊乱、脏腑阴阳气血失调，才会导致疾病的发生。由于它是造成内伤病的主要致病因素之一，故又称"内伤七情"。

比如说"喜"，适度的喜乐可以缓和紧张情绪，使营卫通利，心情舒畅。《黄帝内经》中说："喜则气和先达，营卫通利，故气缓矣。"但暴喜过度，则会对人体造成不好的影响，能引起心跳加快，头目眩晕而不能自控。某些冠心病患者亦可因过度兴奋而诱发心绞痛或心肌梗死。上文所谈到的哈里斯就是因为大喜而引起心脏病发作，最后导致死亡。而且，过度喜悦还可使心气涣散、神不守舍，出现精神不能集中，甚至出现失神狂乱等症,故《黄帝内经》中说："喜乐者,神惮散而不藏。"《儒林外史》中"范进中举"的故事，就是讲范进数十年寒窗不得志，一旦中举，高兴得发狂，举止疯癫而目不识人。这就是《黄帝内经》中所说的："喜乐无极则伤魄，魄伤则狂，狂者意不存。"

所以，保持适度的喜乐，可以让我们精神愉快、全身舒畅，从而有益于身心健康。

（薛　辉文）

二　周瑜为什么会被活活气死

今天闲来无事，小明拿起他心爱的小学生古典名著系列丛书中的《三国演义》来读，读到《诸葛亮三气周瑜》这一篇。文中谈到"诸葛亮三气周瑜"，分别有以下三气。一气：赤壁大战后第二年，周瑜去夺取荆州，但被诸葛亮抢先夺去。二气：周瑜想用美人计留下刘备，被诸葛亮发觉，用计策将刘备夫妇接了回来，并让人在船头喊话取笑周瑜，这就是著名的"周郎妙计安天下，赔了夫人又折兵"。三气：周瑜向刘备讨还荆州不成，想用"借途灭虢"之计攻打刘备，被诸葛亮识破，将周瑜打得落花流水，结果周瑜气得大病。临死前，他仰天长叹："既生瑜，何生亮！"最终被活活地气死了。

小明读到这里，不禁心生疑惑，难道人会被活活气死吗？看着满脸疑惑的小明，爸爸说："走，我们去张叔叔家里玩。"小明一听，噌地一下从沙发上蹦起来，说："太棒了，我们这就出发！"因为他知道张叔叔一定会给他一个满意的答案。

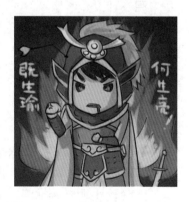

张叔叔听了小明的疑问，耐心地解释道："怒是一种不良的情志刺激，是人的主观愿望与客观事实不相符时所发泄的一种不满情绪。如果一个人经常发怒，轻则面红目赤，重则会使气血逆乱。中医学认为大怒可以伤肝，《黄帝内经》中说：'大怒则形气绝，

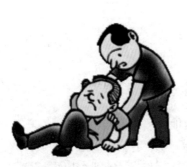

而血菀于上，使人薄厥。'这句话的意思是说，人大怒之后，会使阳气上逆，血随气涌，脉络怒张，神情亢奋，甚至出现突然昏厥。而且《黄帝内经》中还谈到：'怒则气逆，甚则呕血及飧泄，故气上矣。'说明大怒会使肝气上逆，血液也随气向上逆行，病情严重的，可以引起呕血，如果影响到脾胃的消化功能，还可以导致消化不良、大便泄泻。所以说'怒则气上'。'诸葛亮三气周瑜'中周瑜先是生气后气血上逆，接着体内阴阳进一步紊乱；最后，就像压到骆驼身上的最后一根稻草，周瑜在三气之下，阳气暴逆，昏厥在地，最终死亡。这是'大怒伤肝'的一个典型案例。所以用宽容的态度对待别人和自己，生活中保持心态平和对于健康是非常重要的。遇到不开心的事，可以找一些自己平时喜欢的事情做。比如适当的运动，通过体力上的紧张劳累来转移和分散精神上的苦闷或烦恼；或者是和好朋友一起去郊游，聊聊天，或者下下棋等。这些都可以很好地转移我们的注意力，让我们从'怒'这种不良情绪状态中解脱出来。"

（薛　辉文　谢佳馨图）

三　焦虑的美国出版商

小明的爸爸最近工作太繁忙了，导致颈椎病发作。这一天，爸爸请中医医生张叔叔来家里帮忙推拿颈部。

傍晚，小明放学回家，一改往常欢蹦乱跳的高兴劲儿，愁眉苦脸，一句话也不说就走进自己的房间里。刚刚结束推拿的张叔叔感到很奇怪，就问小明："什么事这样不开心呢？""唉，别提了，这次奥林匹克数学竞赛考得不好。爸爸说，我考了第一名就会送我一个平板电脑，这下子没戏了。"小明垂头丧气地说。张叔叔听了之后说道："哦，原来是这样啊！我来讲一个故事给你听吧。""好啊，好啊！"一听到讲故事，小明立刻来了精神。

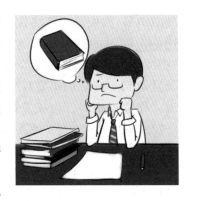

张叔叔说："有一个美国大出版商，叫萨拉。一天，他读报纸的时候发现世界上有些地区的人很长寿，有很多百岁老人。他立马嗅到了商机，准备在 3 周之内出版一套探寻长寿地区奥秘的丛书。他迅速派出 6 名记者到这些长寿地区采访，同时还在全国做了很多广告宣传。他的公司很快收到来自全国的 600 多万套丛书订单。但事与愿违，由于时间实在太匆忙了，萨拉的公司没有按时出版这套书，因此他不得不支付高额的违约金。这突如其来的变故彻底击垮了萨拉，焦虑的他很快病倒了。不久他因过度焦虑死于脑出血。"

小明听到这里，惊呼道："哦！没想到焦虑过度还有这么大的危害啊！""是啊，"张叔叔回答，"其实很多时候人生病就是由于欲望太多，《黄帝内经》中说：'思则心有所存，神有所归，正气留而不行，故气结矣。'思虑过度，劳神损脾，就会导致气机郁结，阻滞脾胃运化功能，出现胸脘痞满、

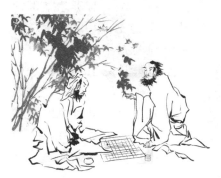

食减纳呆、大便溏泄等症状。严重时还可能会危及生命呢！比如上面说的萨拉就是这种情况。"小明听到这里说道："嗯，张叔叔，我明白了，就是说一个人要懂得节制欲望，而且遇到不开心的事要保持一颗平静心。"张叔叔赞许地说："你说得很对。再接着讲刚才的故事。比较讽刺的是，萨拉去世后不久，他的那套长寿丛书就出版了，十分畅销，丛书揭示长寿的奥秘是——保持平和的心态，谨慎把握欲望！就像《黄帝内经》所谈到的'志闲而少欲，心安而不惧'，思想上少贪欲，心境就会平和，也就不容易患各种疾病；'嗜欲不能劳其目，淫邪不能惑其心'，即面对各种诱惑时，不为权力所累，不为名利所诱，守住心灵上的一片净土，悠然地品味人生，享受宁静。"

听张叔叔说到这里，小明若有所悟地说："嗯，看来，保持一颗淡泊平静的心还真是长寿的法宝呢。我要保持一颗平静的心，制订一份学习数学的计划，下次争取得第一名！"张叔叔看着重新焕发神采的小明，赞许地点了点头。

（薛辉文　谢佳馨图）

四　被吓死的西班牙囚徒

小明打开电视机，看到这样一则新闻报道《西班牙研究捕后猝死现象》，这是怎么回事？他赶紧看下去。

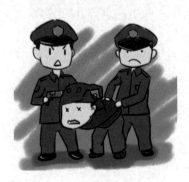

报道说，西班牙某医疗机构对过去 10 年中一共 60 起嫌疑犯被警方拘留后突然莫名其妙地死去的案例进行研究。在这些案例中，有 1/3 的嫌疑犯是在被拘留的当时就死去了，其余的则是在 24 小时内死去。这些死亡均是不明原因的猝死。所有死者都是男性，他们的平均年龄才33岁，而且没有心血管病病史。西班牙医疗机构得出的结论是：这些人可能是一种新型综合征患者，他们的症状表现与一些野生动物被捕获后的猝死非常相似。

看到这里，小明感到非常奇怪，怎么这些被抓的嫌疑犯会没有原因地死去呢？正好这个周末小明和爸爸要去张叔叔家里做客，所以带着这个疑问，来到张叔叔家。

张叔叔听了小明的疑问，解释道："中医学认为，一般情况下，惊恐是人体的一种正常应答反应，不会对身体构成危害。相反，正是因为有了惊恐反应，人们在遇到生命危险时才能及时逃避，避免机体及生命受到伤害。但是，倘若惊恐发生过于激烈，或者惊恐持续时间过长，超过了人体所能调节的程度，惊恐就成为一种致病因素，对机体构成危害。《黄帝内经》说：'恐则气下，惊则气乱。'所以，我们会发现有些人受到剧烈惊吓后会大小便失禁，甚至可因惊恐过度而丧命。晋代有这样一个故事，与你刚才谈到的事例有相似之处。有一个叫乐广的人请朋友到家里喝酒。当那个朋友喝了一口酒，正准备把杯子放到桌上的时候，突然看见杯子里漂着一条小蛇，心里感到很不安，回家之后就病倒了。乐广派人去问候他，才知道原来是他怀疑杯子里有小蛇。乐广很仔细地将自己家里的杯子检查了一遍，一无所获。就在他百思不得

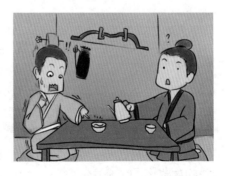

其解时，忽然发现墙上挂的一把弓，弓的影子倒映在酒杯里，看起来很像一条小蛇。然后他再把这位朋友请到家里，让朋友看清楚墙上的弓，再请他看看杯子里的东西。这位

朋友终于明白杯子里并没有小蛇，病立刻就好了。这就是'杯弓蛇影'的故事，从中也可以看出，惊恐对人造成的危害有多大。"

"小明，我们来分析一下。你刚才讲到西班牙囚徒，还有我提到的'杯弓蛇影'的故事，其实都是由于过度惊恐，使人心跳加快，六神无主，心气无所依附，神不守舍，思绪混乱不定，进而导致气机紊乱，从而产生疾病，甚至危及生命。正如《黄帝内经》中所说：'惊则心无所倚，神无所归，虑无所定。故气乱矣。'"张叔叔进一步解释。

"那么，面对惊恐，我们该怎么办？最重要的是能正确认识惊恐，因为这是一种本能反应，提醒我们要尽快对所遭遇的危险、威胁采取有效的措施，迅速摆脱、避免伤害。此外，要培养勇敢机智的精神，遇事要沉着冷静。"张叔叔说。听到这里，小明若有所思地点点头，说道："没想到人还能被吓出病来，看来以后对恐惧的事情还真要有正确的认识才好！"

（薛　辉文　谢佳馨图）

原 文 赏 析

（一）

【原文】

余知百病生于气①也，怒则气上②，喜则气缓③，悲则气消④，恐则气下，寒则气收⑤，炅则气泄⑥，惊则气乱，劳则气耗⑦，思则气结⑧。

（《素问·举痛论》）

【注释】

①百病生于气：人之生命皆由气生，和则为正气，不和则为邪气。疾病无不因气机失调所致，故百病皆生于气。气，此处指气机失调。　②气上：肝志为怒，其脏位于膈下，大怒则扰动肝气，肝气从下向上冲逆，是谓气上。　③气缓：喜乐则气血通利，是气机和缓的正常生理状态。但暴喜则可使心气过缓，以至涣散不收而为病。　④气消：过度悲伤可销烁心肺精气，故云气消。消，通销，销烁。⑤气收：寒性主收敛，使腠理收敛、闭塞，则气血运行不畅。⑥气泄：指气随汗液外泄。　⑦气耗：肺气耗散。　⑧气结：专心思虑，心神引气而聚，结而不行。结，结聚。

【析义】

九气为病，各有特点，原文中的"气上"、"气下"、"气泄"、"气结"等，正是对这些特点的高度概括，提示不同因素致病的特点。如"怒则气上"，是指愤怒时可出现面红目赤、口苦、耳鸣耳聋、头目眩晕，甚至呕血等一系列肝气上逆的症状；"恐则气下"，是指过度恐惧可见到面色苍白、二便失禁等气机下陷的症状。在九气为病中，属于情志因素者占6种，突出了情志太过致病的重要性，说明其可以引发气机逆乱、失调。

（二）

【原文】

大怒则形气绝①，而血菀②于上，使人薄厥③。

（《素问·生气通天论》）

【注释】

①绝：阻绝。　②菀：同"郁"，郁结。　③薄厥：古代病名。指大怒后突然昏厥的一种疾病。

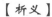

【析义】

　　这句原文提示，在强烈的心理刺激后，阳气可以猝然上逆，血随气涌，脉络怒张，出现怒发冲冠，脸红脖子粗，神情亢奋，甚至突然昏厥的病症。因此，大怒伤害的不仅仅是发怒者的对象，而且也深深地伤害发怒者本人。

图书在版编目(CIP)数据

身边的《黄帝内经》/周国琪主编. —上海：复旦大学出版社,2014.8(2021.11 重印)
(中小学生中医药科普读物)
ISBN 978-7-309-10232-1

Ⅰ. 身…　Ⅱ. 周…　Ⅲ. ①《内经》-青年读物②《内经》-少年读物　Ⅳ. R221-49

中国版本图书馆 CIP 数据核字(2013)第 301111 号

身边的《黄帝内经》
周国琪　主编
责任编辑/肖　芬

复旦大学出版社有限公司出版发行
上海市国权路 579 号　邮编：200433
网址：fupnet@ fudanpress. com　http：//www. fudanpress. com
门市零售：86-21-65102580　　团体订购：86-21-65104505
出版部电话：86-21-65642845
上海崇明裕安印刷厂

开本 890 × 1240　1/32　印张 3.5　字数 80 千
2021 年 11 月第 1 版第 3 次印刷

ISBN 978-7-309-10232-1/R · 1358
定价：18.50 元